Dr. Sina Lippold

Wir haben alle Herpes!

Unser Leben mit Bläschen, Windpocken und CMV

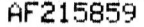

AF215859

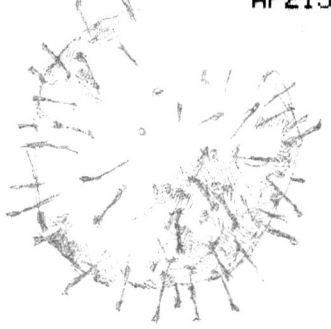

Dr. Sina Lippold

WIR HABEN ALLE HERPES!

Unser Leben mit Bläschen, Windpocken und CMV

Mit Illustrationen von Pia Stoll

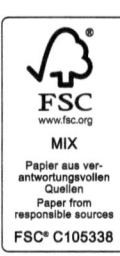

Bibliografische Information der Deutschen Nationalbibliothek:
Die Deutsche Nationalbibliothek verzeichnet diese Publikation in der Deutschen Nationalbibliografie; detaillierte bibliografische Daten sind im Internet über http://dnb.dnb.de abrufbar.

Illustrationen von Pia Stoll

Herstellung und Verlag: BoD – Books on Demand, Norderstedt

ISBN: 978-3-7519-0350-9

Für meinen Opa

Inhalt

Aus Gründen der Lesbarkeit wurde im Text vorwiegend die männliche Form gewählt, dennoch beziehen sich die Angaben stets auf Angehörige aller Geschlechter.

Vorwort: CMV ist kein Pappbilderbuch

Ratlos lag ich am Freitagabend, dem 14. Dezember 2018, mit Wollsocken auf unserem bequemen Sofa. Weihnachten rückte näher und es waren noch längst nicht alle Geschenke organisiert. Dabei hatte ich mir doch vorgenommen, dass dieses Jahr alles anders werden sollte und die Geschenke bereits eine Woche vor Heiligabend hübsch verpackt auf ihre glücklichen Besitzer warten. Aber es war ja noch Zeit! Zuversichtlich rappelte ich mich auf und startete meinen Laptop für eine inspirierende Onlinesuche. Außerdem hatte ich eine seichte Fernsehsendung als Berieselung gewählt, Tee aufgesetzt und ein paar selbstgebackene Plätzchen bereitgestellt. So war ich gut gewappnet für die Geschenkesuche.

Nach zahlreichen, aber wenig kreativen Suchanfragen wie „Geschenke für Oma" nahm meine Motivation spürbar ab. Keiner der vielen Vorschläge, die mir der Laptop auf meine Anfragen ausspuckte, führte bei mir zu einer zündenden Idee. Als ein gewisser Grad an Frust und Verzweiflung erreicht war, begann ich teilnahmslos Stichwörter in die Suchleiste des größten Onlinehändlers unserer Erdhalbkugel zu hämmern. Sämtliche Kategorien durchsuchte ich nach potenziellen Präsenten, so auch die Kategorie Bücher – denn Bücher gehen ja immer. Aber auch hier schwand meine Lust schnell, als sich passende Geschenke nicht in den ersten Sekunden um die obersten Plätze stritten. Meine Stichwörter wurden immer wahlloser und die Treffer dementsprechend unbrauchbarer. Irgendwann nahm ich die vorgeschlagenen Objekte nur noch halbherzig zur Kenntnis. Mein Gehirn hatte die Aufmerksamkeit bereits erfolgreich vom Laptop in Richtung Fernseher verlagert. Eher beiläufig tippten meine Finger „CMV" in die Suchleiste. Mir wurden die besten Treffer in der Kategorie Bücher angezeigt. Bei jeder Suchanfrage dauerte es inzwischen etwas länger, bis ich mir die Ergebnisse ansah. Als dann doch ein Auge den Weg zurück zum Laptop fand, war ich auf einmal hellwach. Hatte ich mich vertippt? Ich las nochmals. Ungläubig machte ich einen Screenshot, um festzuhalten, was sich mir in diesem Moment auf dem Bildschirm auftat. Was hättet ihr unter diesem Stichwort vermutet?

Ein Pappbilderbuch für 3 Euro war wohl das Letzte, was ich als besten Treffer erwartet hätte. Ich beschwere mich hier nicht über das Preis-Leistungs-Verhältnis, und auch die vorhandene Stückzahl lässt vermuten, dass zumindest ein Interesse seitens der Internetnutzer besteht. Mit Sicherheit steckt hinter dem Titel „Hast du heute schon Danke gesagt?" auch ein ethisch wertvoller Inhalt. Bei näherer Betrachtung wurde mir aber klar, warum dieses Kinderbuch von 2014 in meiner Suche erschienen ist: Es wird vom Christlichen Missions-Verlag e. V., abgekürzt „CMV" herausgegeben. Auch die folgenden Bücher der Suchanfrage „CMV" entsprachen in keiner Weise meinen Vorstellungen: Neben weiteren bunten, hübsch gestalteten Pappbilderbüchern wurden mir zahlreiche Bücher über Geschichten des Alten Testaments vorgeschlagen.

Solltet ihr bislang noch keine Ahnung haben, warum mich dieser Moment so fasziniert oder besser gesagt schockiert hat, dann werden die folgenden Seiten eure Verwirrung beseitigen. An diesem Abend war jedenfalls die Idee für dieses Buch geboren.

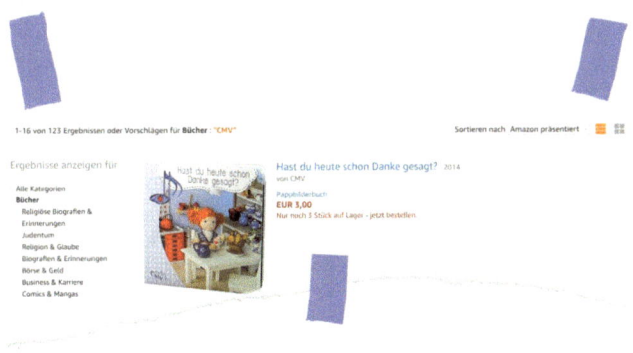

Ergebnisse anzeigen für

Alle Kategorien
Bücher
Religiöse Biografien &
Erinnerungen
Judentum
Religion & Glaube
Biografien & Erinnerungen
Börse & Geld
Business & Karriere
Comics & Mangas

Hast du heute schon Danke gesagt? 2014
von CMV

Pappbilderbuch
EUR 3,00
Nur noch 3 Stück auf Lager - jetzt bestellen

Abbildung 1:	Screenshot meiner Suchanfrage mit dem Schlagwort „CMV" in der Kategorie Bücher bei Amazon[1]. Datum: 14.12.2018, 21.23 Uhr

Meine Geschenkerecherche am Vorabend war zwar erfolglos, hatte mich aber motiviert, eine kleine Umfrage zu starten. Dafür musste zunächst meine Familie herhalten. Das Familientreffen am Samstag fand bei meiner Großmutter statt. Bereits auf der Fahrt zu ihr wollte ich, hoch motiviert, eine Diskussion starten. Schnell machte sich jedoch Ernüchterung bei mir breit. Auf die Frage: „Kennt ihr eigentlich CMV?" erntete ich von meiner Mutter nur ein „Hmm ...", während sie abwesend aus dem Fenster blickte. Mein Vater, der hinter dem Steuer saß, murmelte teilnahmslos: „Nein, diese Band kenne ich nicht." Danach schwiegen meinen Eltern. Meine Enttäuschung an der Stelle werdet ihr später sicher besser verstehen können. Dennoch ließ ich mich nicht sofort entmutigen.

Während der folgenden Weihnachtsfeiertage fragte ich sämtliche Personen in meinem Umfeld eher beiläufig, ob sie wissen, um was es sich bei CMV handelt. Die Erfolgsquote ging gegen null. Ich konnte nicht verstehen, warum bei diesem Thema völlige Unkenntnis herrschte. Meine Motivation für dieses Buch war größer denn je. Und dann kam mir sogar der Zufall zu Hilfe: Mein Freund bekam Post von der DKMS, der Deutschen Spenderdatei für Knochenmarkspender. Jahre zuvor hatte er sich dort registrieren lassen, dies aber erfolgreich verdrängt. Eher teilnahmslos öffnete er zwischen Rechnungen und Werbepost den Brief: Er wurde dazu aufgerufen, noch einmal ein paar Körperzellen mittels eines Wattestäbchens an die DKMS zu senden – für einen CMV-Test.

Ihr seht: Wir kommen der Sache näher. CMV hat irgendetwas mit dem Körper zu tun und scheint in Zellen zu finden zu sein. Aber wo? Und wie? Und in welcher Form? Ich will euch nun nicht länger auf die Folter spannen: CMV ist ein Virus!

Kapitel 1: Was sind eigentlich Viren?

Ich habe feststellen müssen, dass die Vorstellungen von Viren in der Gesellschaft weit auseinandergehen und bei den meisten eher abstrakt sind. Das war bei mir früher nicht anders. Vor meinem Masterstudium an der Universität Ulm hatte ich mit Viren wenig zu tun. Meinen Bachelorabschluss in Biochemie habe ich an der Universität Bayreuth abgelegt (den Studiengang dort kann ich übrigens sehr empfehlen). Diese Universität hat jedoch keine medizinische Fakultät. Deshalb hatte ich im Laufe meines Studiums das Gefühl, mir fehlt etwas, weswegen ich das Studienfach Biochemie gewählt habe. Somit wechselte ich 2015 für den Master an die Universität Ulm, die durch ihr Universitätsklinikum einen medizinischen Schwerpunkt setzt.

Eher planlos erschien ich am ersten Tag zur Vorlesung. Auch wenn mein Orientierungssinn generell nicht der beste ist, glaube ich, dass die Hörsaalverteilung der Universität Ulm auch waschechte Pfadfinder an den Rand der Verzweiflung bringen würde. Später erklärten mir Kommilitonen, dass es sich hierbei um ehemaliges Militärgelände handelt und die Aufteilung in Koordinaten aus Buchstaben und Zahlen beibehalten wurde. Ob das stimmt, habe ich nie überprüft, nahm es aber als willkommene Erklärung für meine Unfähigkeit, mich dort zurechtzufinden. Wie ihr euch denken könnt, kam ich in der ersten Vorlesungswoche regelmäßig zu spät – so auch zu meiner ersten Vorlesung in Virologie.

Alle, die schon einmal eine Vorlesung besucht haben, wissen, dass es ein ungeschriebenes Gesetz gibt, wonach Hörsäle stets von hinten nach vorne befüllt werden müssen. Außerdem verhält sich die Besucherzahl während des Semesters ähnlich einer Parabel. In der ersten Woche werden die wichtigsten organisatorischen Dinge verkündet. Das will natürlich niemand verpassen. Da das Fach Virologie an der Universität Ulm von Studenten aus unterschiedlichen Studiengängen als Wahlfach belegt werden kann, ist es außerdem üblich, dass die erste Vorlesungswoche als Schnupperwoche genutzt wird. Dementsprechend voll sind die Hörsäle zu Beginn des Semesters. Im Laufe des Semesters schwinden dann die Studentenzahlen zusammen mit der Motivation. Dies ändert sich wiederum schlagartig, wenn am Ende der Vorlesungszeit die Klausur naht.

Aber zurück zu meiner ersten Vorlesung Virologie. Wie erwähnt kam ich aufgrund der sich mir bis heute nicht erschließenden Hörsaalverteilung zu spät. Wie ebenfalls erwähnt füllten sich die Plätze in den vorderen Reihen zuletzt. Ich saß also direkt in der ersten Reihe vor dem Professor. Unverhofft hatte ich somit den besten Blick und konnte ihm meine ungeteilte Aufmerksamkeit schenken.

Der Professor machte einen freundlichen Eindruck und war mir auf Anhieb sympathisch. Wie fast alle Vorlesungen im Masterstudium war auch diese auf Englisch. Daran musste ich mich zunächst noch gewöhnen. Die Begrüßung und damit den Namen des Professors hatte ich verpasst, denn er war schon mitten in die Organisation der Vorlesung eingestiegen. So verkündete er munter eine Aufgabe nach der anderen, die wir während des Semesters zu erledigen hatten. Für alle Studenten am wichtigsten war natürlich der Klausurtermin. Schnell griff ich in meine Tasche, zerrte ein Blatt Papier heraus und notierte mir alles, was der freundliche Professor sagte. Ich erfuhr, dass jeder Student im Laufe des Semesters einen Vortrag zu einem virologischen Thema halten sollte. Einzutragen hatte man sich

in eine Themenliste, die nun durch die Reihen gehen würde –
und zwar von hinten nach vorne. Ihr könnt euch sicher denken,
was das für mich bedeutete. Genau: Als die Liste bei mir an-
kam, war noch ein Thema frei. Ausgerechnet ich, die in ihrem
bisherigen Studium noch nie etwas über Viren gehört hatte, bekam den ersten Termin im Semester und sollte in zwei Wochen
einen Vortrag zum Thema „Specific T-cells as diagnostic parameters" halten. In diesem Moment konnte ich mit dem Titel
vermutlich so viel anfangen wie die meisten von euch, nämlich
so gut wie gar nichts. Mir blieb jedoch keine Wahl.

Der freundliche Professor erzählte in der ersten Vorlesung,
dass das Wort „Virus" aus dem Lateinischen stammt und so
viel wie Schleim, Saft oder auch Gift bedeutet. Gift daher, da
die Menschen früher glaubten, die von Viren verursachten
Krankheiten würden von Giften hervorgerufen werden. Woher
hätten sie es auch besser wissen sollen, denn Viren sind winzig
und für das bloße Auge nicht zu erkennen. Auch ein Lichtmikroskop kann Viren nicht sichtbar machen. Richtige „Fotos" von
Viren können erst seit der Entwicklung von Elektronenmikroskopen geschossen werden. Viren sind um ein Vielfaches kleiner als Zellen oder Bakterien. Herpesviren beispielsweise haben einen Durchmesser von rund 200 Nanometern. Eine
menschliche Zelle hingegen hat rund 20 Mikrometer, kann
aber auch – je nach Zelltyp – deutlich größer sein. Dies entspricht einem hundertfachen Größenunterschied. Vergleichen
wir Viren mit uns Menschen, so sind wir ungefähr zehn Millionen Mal größer. Das entspricht in etwa dem Größenverhältnis
eines Menschen zur gesamten Erde.

In der ersten Stunde wurde der allgemeine Aufbau eines Virus besprochen (im Übrigen heißt es wissenschaftlich korrekt

„das Virus" und nicht „der Virus"). Viren können in den unterschiedlichsten Formen und Zusammensetzungen vorkommen, was die Sache etwas kompliziert macht. Brechen wir es auf die wesentlichen Bestandteile runter, so besteht jedes Virus aus einem Genom, einem Kapsid und einer optionalen Hüllmembran.

Der wichtigste Teil ist das Genom, denn es speichert alle Informationen, die das Virus für die Produktion von Nachkommen braucht. Es kann, wie bei uns Menschen, aus DNA bestehen, was beispielsweise bei Herpesviren der Fall ist. Es gibt jedoch auch zahlreiche Viren, die ihre Erbinformation in Form von RNA speichern. Beispiele hierfür sind das Grippevirus Influenza, das **H**umane **I**mmundefizienz-**V**irus (HIV), das zu AIDS (**a**cquired **i**mmuno**d**eficiency **s**yndrome) führt, oder das Zika-Virus, das vor ein paar Jahren Schlagzeilen machte.

Die DNA (Desoxyribonukleinsäure; engl. *deoxyribonucleic acid*) ist eine Doppelhelix und ähnelt einer verdrehten Strickleiter. Für alle, die im Biologie-Unterricht nicht aufgepasst haben oder sich nicht mehr daran erinnern können, hier die wichtigsten Fakten zur DNA (Achtung, jetzt wird es theoretisch – aber nicht lange, versprochen!):

Die DNA ist immer aus drei Bausteinen aufgebaut: Zucker, Phosphat und einer Base. Die Kombination aus allen drei Bausteinen nennt man Nukleotid. Diese Nukleotiden werden aneinandergereiht und bilden so die DNA. Von den Basen gibt es vier verschiedene Varianten, wobei immer Adenin mit Thymin und Guanin mit Cytosin gepaart werden. Die Grundbausteine und deren Zusammensetzung sind bei allen Lebewesen gleich. Der eigentliche genetische Code ergibt sich aus der unterschiedlichen Abfolge der Basenpaare, also den Sprossen der Strickleiter.

Die RNA (Ribonukleinsäure; engl. *ribonucleic acid*) unterscheidet sich vom Aufbau der DNA nur dadurch, dass der Zucker etwas verändert ist und anstatt der Base Thymin die Base Uracil verwendet wird. Außerdem besteht RNA in der Regel nur aus einem Strang.

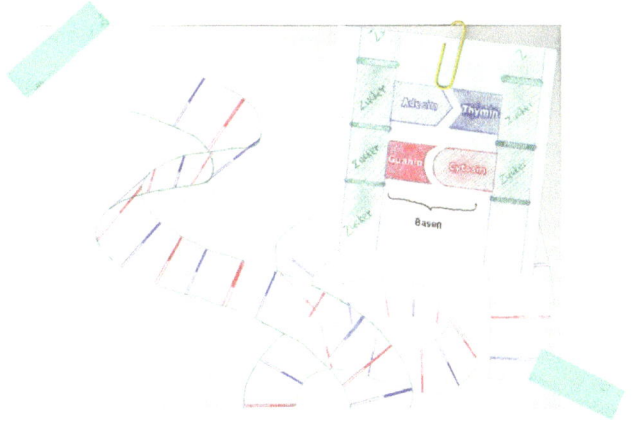

Abbildung 2:   Aufbau der DNA

In einer menschlichen Zelle wird die DNA im Zellkern kopiert, wobei RNA entsteht. Dies ist der Grund, weshalb RNA meist einsträngig ist. Wurde bereits ein Strang der Doppelhelix kopiert, ergibt sich der andere durch die zugehörige Base praktisch von selbst und es ist nicht nötig, beide Stränge der Doppelhelix zu kopieren. Die RNA verlässt anschließend den Zellkern und dient als Vorlage für sämtliche Proteine, die in der

Zelle hergestellt werden. Man kann sich die DNA als eine Art Sicherungskopie vorstellen. Während die DNA sicher verwahrt, wie auf einer externen Festplatte, im Zellkern liegt, ist die RNA die Kopie, die anschließend für die Bearbeitung verwendet wird.

Die im Zellkern produzierte RNA verlässt also den Zellkern und macht sich auf den Weg ins Zytoplasma. Dort trifft sie auf Zellmaschinen, welche die in ihr enthaltenen Informationen ablesen und daraus Proteine herstellen. Proteine werden aus Aminosäuren aufgebaut und können eine unüberschaubare Zahl an Formen und Varianten annehmen. Die entstandenen Proteine erfüllen im menschlichen Körper verschiedenste Funktionen und Aufgaben: Sie sind für die Immunabwehr zuständig, bilden Zellstrukturen aus, koordinieren Abläufe und bauen wieder neue Proteine auf.

Nun ist der langweiligste Teil auch schon überstanden. Alle, die diesen Abschnitt über DNA und RNA übersprungen haben, können an dieser Stelle wieder einsteigen. Keine Angst, dieses Wissen ist keine Voraussetzung, um diesem Buch folgen zu können. Das System von DNA über RNA hin zum Protein hat sich aber in Lebewesen bewährt und stellt das Grundprinzip des Lebens dar – deshalb habe ich es hier vorgestellt.

Einzig Viren haben es geschafft, dieses Grundprinzip zu umgehen. Viren machen oft ihr eigenes Ding und heben die Grundkonzepte der Biologie gern mal aus den Angeln. So kann ein virales Genom aus DNA oder aus RNA bestehen. Dadurch variieren auch die Prozesse, mit denen sie kopiert werden.

Viren, die ein RNA-Genom besitzen, haben beispielsweise ein Enzym, das sich Reverse Transkriptase nennt. Eine Transkriptase ist ein Protein, das auch in menschlichen Zellen vorkommt und normalerweise die DNA abliest und daraus RNA herstellt. Wie der Name schon sagt, ist dieses Prinzip bei einer Reversen Transkriptase umgedreht. Nach Eindringen eines RNA-Virus (zum Beispiel HIV) in die Zelle wird das RNA-Genom von der Reversen Transkriptase zunächst in DNA übersetzt. Diese DNA wird dann im Zellkern von fleißigen Zellarbeitern als Vorlage für neue Virus-Genome verwendet. Viren finden somit oft ganz neue Lösungen, sich an menschliche Zellen anzupassen.

Mit der Entdeckung der Reversen Transkriptase war somit ein bis dato zentrales Dogma der Biologie außer Kraft gesetzt oder zumindest stark erweitert worden. Bis zu diesem Zeitpunkt nahm man an, dass die Richtung von DNA zu RNA bis hin zum Protein eine Einbahnstraße sei. Die virale Reverse Transkriptase ist jedoch eben in der Lage, anhand von RNA DNA zu produzieren. Für diese Entdeckung wurde 1975 sogar der Nobelpreis vergeben. Molekularbiologen können eventuell noch einiges von Viren und deren Erfindergeist lernen.

Unabhängig davon, in welcher Form virale Genome vorliegen, ob als DNA oder RNA – sie werden in jedem Fall von einem Kapsid umschlossen. Dies kann als eine Art Box oder Verpackung für das Genom verstanden werden, darf aber nicht mit einem Zellkern gleichgesetzt werden. Die Hauptaufgabe dieser Kapside besteht darin, das Genom zu schützen und sicher zu transportieren. Kapside kommen wiederum in verschiedenen Formen vor: Helikale Kapside sind schraubenförmige, längliche Zylinder. Die häufigste Form ist jedoch die ikosaedrische Form, die man sich als Fußball vorstellen kann. Außerdem gibt es noch abstraktere Formen.

Das Kapsid kann (muss aber nicht) nochmals von einer Hüllmembran umschlossen sein. Herpesviren beispielsweise sind alle von einer äußeren Hüllmembran umschlossen. Aus diesen drei zunächst simpel erscheinenden Bestandteilen setzen sich die unterschiedlichsten Viren zusammen. Diese Viren sind jedoch meist hoch komplex.

Die Einführung in die Welt der Viren mag dem einen oder anderen trocken erscheinen. Das kann ich durchaus nachvollziehen. Denn auch meine Leidenschaft zu Viren wurde nicht in der ersten Stunde entfacht – oder sagen wir, es war keine Liebe auf den ersten Blick. Vielmehr musste sich diese „Liebe" erst entwickeln.

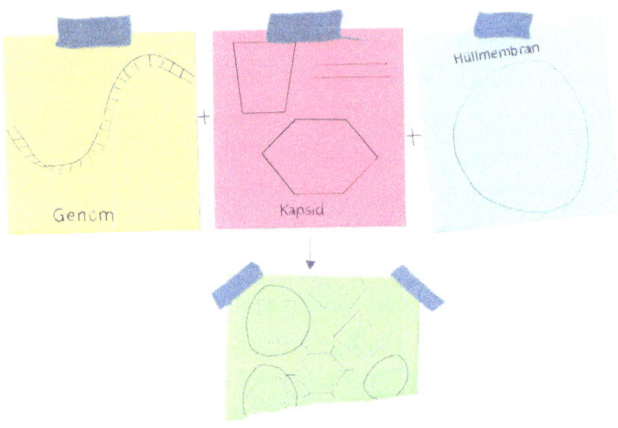

Abbildung 3:   Schematische Darstellung der unterschiedlichen Virusbestandteile und mögliche Zusammensetzungen

Viren als „faszinierende Bastarde"

Der freundliche Professor meiner Virologie-Vorlesung bezeichnete Viren als „faszinierende Bastarde". Das fand ich zwar amüsant, verstand es aber zunächst nicht ganz. Im Gegensatz zu Bakterien können sich Viren nicht durch eigene Kraft vermehren. Sie sind Parasiten und brauchen die Hilfe eines Wirts, also eines „Gastgebers". Das sind zum Beispiel wir oder besser gesagt unsere Zellen. Aber wie schaffen es diese Bastarde, sich unsere Zellen unter den Nagel zu reißen? Dies ist ein faszinierender, aber auch etwas angsteinflößender Prozess. Schauen wir uns den Lebenszyklus eines Virus am Beispiel eines Herpesvirus an.

Das Herpesvirus begibt sich zunächst auf die Suche nach einer infizierbaren Zelle. Zugegeben ist dieses Spiel etwas unfair, da unsere Zellen keine Fluchtmöglichkeit haben. Obwohl das Herpesvirus im Schnitt 100-mal kleiner als die Zelle ist, nützt der Zelle der Größenvorteil wenig. Das klingt wie David gegen Goliath – und ist es auch. Denn Viren sind gewieft und haben im Laufe der Zeit gelernt, unsere Zellen zu überlisten. Stellen wir uns das anhand einer Fabrik vor. Die Arbeiter in unserer Zellfabrik arbeiten tagein, tagaus eifrig nach Plan. Die zuverlässigen und gewissenhaften kleinen Zellarbeiter kennen ihre Aufgaben genau. Jeder packt mit an, und harmonisch greift ein Zahnrad ins andere. Was die kleinen Arbeiter jedoch nicht wissen: Draußen lauert bereits der Eindringling. Hat das Virus eine passende Zelle gefunden, dockt es an diese an. Dieser erste Schritt des Andockens ist bereits sehr gezielt. Nicht jedes Virus kann sich zu jeder Fabrik Zugang verschaffen. Die meisten Viren können nur bestimmte Zelltypen bestimmter Lebewesen infizieren. Manche Viren sind hier sehr eingeschränkt, andere haben ein breites Spektrum an Möglichkeiten.

Ist die passende Zellfabrik gefunden, verschafft sich das Virus als Nächstes Zutritt ins Innere der Fabrik. Das kann man sich bildlich als eine Art Schlüssel-Schloss-Prinzip vorstellen. In der Schule lernen wir, dass Enzyme nach diesem System arbeiten. Jedes Schloss braucht seinen passenden Schlüssel, um bedient bzw. aktiviert zu werden. Analog ist das auch beim Eintritt der Viren in die Zellen unseres Körpers der Fall. Bestimmte Viren haben bestimmte „Schlüssel", die sie auf ihrer Hülle tragen. Diese Schlüssel sind Proteine, die in bestimmte Schlösser der Zellfabrik passen. Die Schlösser sind dabei Rezeptoren auf der Zelle. Im Laufe der Evolution haben Viren gelernt, Zellrezeptoren als Eintrittsmöglichkeit zu nutzen. Sie verwenden solche Rezeptoren auf der Zelle, die ansonsten bei uns im Körper eigentlich andere Aufgaben haben. Manchen Viren ist es sogar gelungen, verschiedene Schlösser zu bedienen, um sich so zuverlässig Eintritt in verschiedene Zelltypen zu verschaffen. Die unterschiedlichen Mechanismen, mit denen sich Viren Zugang zu Zellen verschaffen, werden intensiv erforscht. Denn gerade an dieser Stelle ist ein Eingreifen zu Therapiezwecken sinnvoll: Wenn es gelingt, gleich den allerersten Schritt – den Eintritt des Virus in die Zelle – zu blockieren, sind die Fabrik und ihre Arbeiter darin am besten geschützt.

Hat das Virus nun den richtigen Schlüssel parat, kann es sich also Zugang verschaffen. Bei Herpesviren verschmilzt anschließend die Hüllmembran des Virus mit der Membran der Zelle. Nachdem die Tore sozusagen geöffnet wurden, dringt das Virus vollständig ein und seine Bestandteile verbreiten sich in der Zelle. Die Fabrik wird komplett annektiert. Ziel ist es, Virusnachkommen zu produzieren. Dafür wird bei Herpesviren das Genom zunächst in den Zellkern eingeschleust. Der

Zellkern ist die wichtigste Maschine in der Zelle. Hier werden neue Virusgenome hergestellt. Bei Herpesviren wird das Genom direkt im Zellkern kopiert. Es gibt aber auch andere Viren, bei denen dies außerhalb des Zellkerns geschieht. Das Genom enthält den Bauplan für neue Virennachkommen, der an die nächste Generation weitergegeben werden soll. Am Beispiel unserer Fabrik versklavt das Virus die kleinen Zellarbeiter, damit diese nach seinen Plänen produzieren müssen; dafür nutzt es sämtliche Zellmaschinen. Denn auch andere Bestandteile der Viren, wie beispielsweise Proteine, werden von den Zellarbeitern produziert. Ist soweit alles fertig, müssen die fertigen neuen Viren „verpackt" werden. Das Genom muss in das Kapsid gepackt werden, um das Kapsid herum werden zahlreiche Proteine angelagert und die Hülle muss um das Kapsid angebracht werden. Der Verpackungsprozess will gekonnt sein und ist eine Kunst für sich. Das Genom wird hierbei unglaublich dicht ins Kapsid gestopft, weshalb auf dem Kapsid ein gewaltiger Druck lastet. Es wird angenommen, dass der aufgebaute Druck für die Injektion des Genoms in die nächste Zelle verwendet wird. Auch das Anbringen der Proteine um das Kapsid folgt klaren Regeln. Hierbei werden nicht nur virale Proteine in das Virus verbaut, sondern das Virus klaut sich noch Proteine der Zelle, die ebenfalls in das Viruspartikel eingebaut und somit mitgenommen werden.

Der letzte Schritt ist das Umhüllen oder Behüllen. Im Falle von Herpesviren hängen sich die unvollständigen Viren an zelluläre Membranen, um diese dann als Hüllen für sich zu nutzen. Die Zellmembranen werden zwar etwas modifiziert, gehören aber zur Zelle. Danach folgt nur noch der Weg nach draußen. Auf diese Weise produziert eine Zellfabrik zahlreiche

Virusnachkommen, die dann bereit sind, neue Fabriken zu stürmen.

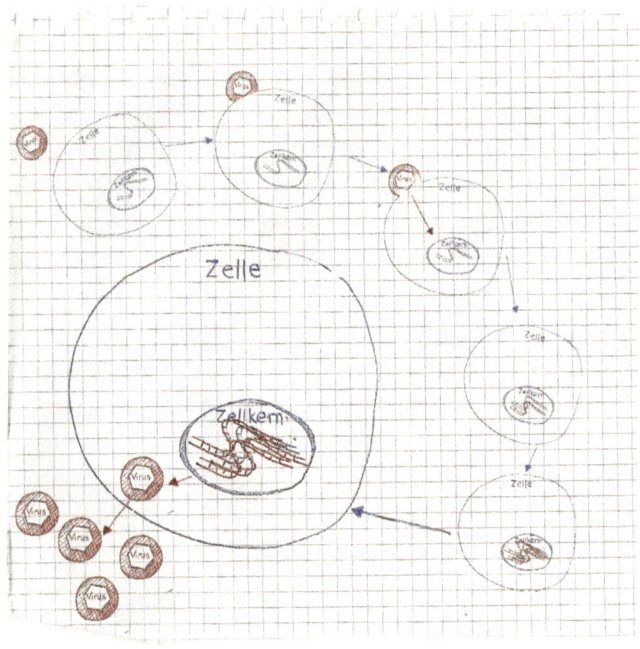

Abbildung 4:   Schematischer Lebenszyklus eines Herpesvirus

Zurück zu meinem Problem: Ich sollte also ohne nennenswerte virologische Kenntnisse in 14 Tagen einen Vortrag zum Thema „Specific T-cells as diagnostic parameters" halten. In meiner sich anbahnenden Verzweiflung nahm ich den freundlichen Professor beim Wort. In einem Nebensatz hatte er seine Hilfe bei etwaigen Fragen angeboten. Ich ignorierte, dass ich eigentlich keine konkrete Frage, sondern schlichtweg keine Ahnung hatte, und machte mich auf den Weg. Mit meiner Unwissenheit im Gepäck marschierte ich schnurstracks in das Sekretariat des Instituts für Virologie und erkundigte mich nach dem freundlichen Professor. Auf die Frage der Sekretärin, was genau mein Anliegen sei, stotterte ich etwas von Virologie, Vorlesung, Master, Thema, Vortrag und Hilfe.

Ich hatte Glück, denn der freundliche Professor war tatsächlich in seinem Büro und rief: „Kommen Sie rein!" Da saß ich nun und klagte ihm mein Leid. Wie sollte ich in 14 Tagen diese Aufgabe bewältigen? Tiefenentspannt entgegnete er nur: „Setzen Sie sich doch erst mal." Seelenruhig erklärte er mir grob das Thema und gab mir Literatur, die mir weiterhelfen würde. Mitten in seiner Erklärung klingelte plötzlich das Telefon. Auf Englisch gab er irgendjemand irgendwelche Tipps gegen irgendeine Infektion. Ich verstand nicht viel, was nicht nur am Englisch lag. Als er aufgelegt hatte, meinte er nur knapp: „Entschuldigen Sie. Da musste ich rangehen. Ein Arzt aus Aserbaidschan." Ich war irritiert, wusste nicht recht, was ich antworten sollte, und murmelte nur ein unverständliches „hmh".

Als ich das Büro verließ, fühlte ich mich der Aufgabe etwas besser gewachsen und machte mich daheim direkt ans Werk. Auf dem Heimweg ging mir dieser Anruf aber nicht aus dem Kopf und mein Respekt vor dem Professor war enorm gestiegen. Er schien auf seinem Gebiet sehr wichtig zu sein, wenn ihn Ärzte aus aller Welt konsultierten.

Viren versus Bakterien

Erinnert ihr euch an meine kleine Umfrage im Familien- und Freundeskreis? Es gab niemanden, der CMV kannte. Bei Nachfragen habe ich das Rätsel aber aufgelöst und verraten, dass es sich dabei um ein Virus handelt. Auch Personen, die bei „Virus" nicht als Erstes an Computerviren dachten, hatten kaum eine Ahnung von Viren. Der allgemeine Konsens dabei war: Ist das nicht so was wie Bakterien? Nein! Viren und Bakterien haben wenig bis nichts gemeinsam.

Bakterien sind Einzeller. Sie bestehen somit aus einer Zelle – was jedoch nicht bedeutet, dass man Bakterien mit unseren Körperzellen gleichsetzen kann. Bakterien sind Prokaryoten, was so viel bedeutet wie kernlos (altgriech. *pro* = vor, *karyon* = Kern). Sie haben keinen Zellkern und die DNA liegt frei in ihrer Zelle vor. Unsere Zellen dagegen sind Eukaryoten (*eu* = echt), sie besitzen einen echten Zellkern. Viren hingegen bestehen nicht aus Zellen oder zellähnlichen Organisationen, sondern werden eher als Partikel verstanden. Viren sind zwar nicht komplett tot wie beispielsweise ein Stein, aber leben auch nicht richtig – zumindest nicht aus eigener Kraft. Wie bereits erläutert, brauchen sie immer einen Wirt für ihre Vermehrung. Dabei sind nicht einmal Bakterien vor ihnen sicher. Es gibt nämlich Viren, die Bakterien infizieren. Diese Viren werden als Bakteriophagen oder nur Phagen bezeichnet. Da es sich bei Bakterien um Zellen handelt, haben sie auch alles, was es für eine erfolgreiche Vermehrung braucht. Das macht auch Bakterien zu einem interessanten Ziel für Viren. Denken wir zurück an unser Beispiel einer Zelle als Fabrik. Bakterien haben – im Gegensatz zu Viren – ihre eigenen Arbeiter und Maschinen, genauso wie unsere Zellen. Und genauso wie unsere Zellmaschinen und Zellarbeiter werden diese von Viren versklavt und für die eigene Vermehrung ausgenutzt. Viren haben es geschafft, sämtliche Reiche der Lebewesen zu parasitieren.

Sucht man eine Gemeinsamkeit zwischen Viren und lebenden Organismen, so kann eventuell noch das Genom angeführt werden. Ein Genom ist unabdingbar, da hier wie auf einer Festplatte alle Daten gespeichert sind. Nicht einmal Viren kommen ohne ein Genom aus. Eventuell kann man noch als Gemeinsamkeit anführen, dass es sowohl von Viren als auch von Bakterien potenziell krankheitserregende Arten gibt. Ob dies aber als echte Gemeinsamkeit verstanden werden kann, ist fraglich.

Bisher ist von der Vielfalt der Viren und Bakterien nur ein Bruchteil bekannt. Ihre tatsächliche Artenvielfalt können wir uns wahrscheinlich noch nicht einmal vorstellen. Im Meer, in Gewässern, im Boden, ja sogar in der Luft tummeln sich Bakterien und auch Viren. Immer wieder werden neue Arten entdeckt und beschrieben. So kommt es auch, dass wir unsere einstudierten Fakten erweitern und alte Dogmen über den Haufen werfen müssen. Ein Beispiel:

Ich habe einige Seiten zuvor behauptet, dass Viren um ein Vielfaches kleiner sind als Zellen und Bakterien. Dies war jahrzehntelang auch ein ungeschriebenes Gesetz. Ende des 19. Jahrhunderts wurden Viren das erste Mal beschrieben. Der niederländische Wissenschaftler Beijerinck verwendete Pflanzensaft einer Tabakpflanze und presste ihn durch einen Filter, der auch die kleinsten Bakterien zurückhalten konnte[2]. Die von ihm verwendete Tabakpflanze hatte die sogenannte Fleckenkrankheit, auch Mosaikkrankheit genannt. Trotz des Filtervorgangs konnte er mit dem Pflanzensaft andere, gesunde Tabakpflanzen infizieren, die daraufhin die gleichen Symptome zeigten. Es entstand die erste vage Definition von Viren als ein

Agens (lat. für das Handelnde). Da man die Erreger unter dem Lichtmikroskop nicht sichtbar machen konnte, entstanden die Kriterien „nicht sichtbar" und „ultrafiltrierbar". Das verantwortliche Virus erhielt den Namen Tabakmosaikvirus. Es gilt heute als das erste beschriebene Virus. Etwa zur selben Zeit veröffentlichten die Forscher Löffler und Frosch ihren „Bericht der Kommission zur Erforschung der Maul- und Klauenseuche"[3] und erbrachten somit den ersten Nachweis eines Virus bei Tieren. Auch sie erforschten die Ursachen einer Krankheit, deren Erreger man nicht sichtbar machen konnte.

Das Größenkriterium blieb das gesamte 20. Jahrhundert über bestehen und wurde erst im Jahr 2003 herausgefordert. Forscher entdeckten ein Riesenvirus, das die bis dato gültige Virusdefinition in Frage stellte[4]. Das neu entdeckte Virus war nicht nur so groß, dass es unter einem Lichtmikroskop sichtbar gemacht werden konnte, sondern es hatte auch einen weitaus größeren Genumfang als alle bisher bekannten Viren.

In den darauffolgenden Jahren suchten Forscher nach diesen Riesenviren und konnten noch viele weitere finden. Sogar im sibirischen Permafrost wurden sie fündig[5]. Dort hatten Riesenviren jahrtausendelang eingefroren geschlummert und auf ihre Entdeckung gewartet. Wer weiß, was es sonst noch so im Permafrost zu entdecken gibt und auf uns wartet? Tatsächlich weiß niemand, was dort noch so lauert. Viren und auch Bakterien können eingefroren sehr lange auf ihren nächsten Einsatz warten. Auch bei uns im Labor nutzen wir Gefriertruhen mit -80°C oder flüssigen Stickstoff, um Viren und Bakterien lange aufbewahren zu können. Durch den Klimawandel könnten also viele weitere Mikroben wieder zum Leben erwachen, darunter auch Krankheitserreger, die wir heute gar nicht mehr kennen. Panik hilft an dieser Stelle nicht weiter, aber wir sollten uns der potenziellen Gefahr bewusst sein.

Eventuell können wir aber von den uralten Mikroben aus dem Permafrost noch einiges über die Geschichte der Erde lernen. Viren und Bakterien kennen die Erde schon sehr viel länger als Tiere oder die Menschheit und konnten bereits jeden Winkel unseres Planeten bevölkern. Wir sind ständig von ihnen umgeben. Mit den meisten pflegen wir eine friedliche Koexistenz und werden von ihnen auch nicht krank. Dass wir mehrere Millionen Bakterien in und auf uns tragen, ist inzwischen kein Geheimnis mehr. Bei Viren ist es nicht anders. Der Mensch ist auf diese Gäste angewiesen und wäre ohne sie nicht lebensfähig. Im Laufe der Evolution sind wir regelrecht mit ihnen verschmolzen. Das meine ich tatsächlich wörtlich! Schon mal etwas von der Endosymbiontentheorie gehört[6]?

Begeben wir uns viele Millionen Jahre zurück in eine Urwelt, in der es noch keine Tiere oder überhaupt mehrzellige Organismen gab. Es existierten jedoch bereits verschiedene Einzeller, darunter auch solche, die die Urahnen der heutigen Bakterien waren. Außerdem gab es eine weitere Sorte von Einzellern. Diese hatten ebenfalls keinen Zellkern, unterscheiden sich aber dennoch von den anderen Einzellern. Interessanterweise gibt es diese Sorte von Einzellern bis heute. Man nennt sie „Archaeen" oder auch „Archaebakterien" (von altgriech. *archaios* = uralt). Bis heute bestehen sie ohne Zellkern fort und haben sich wohl kaum verändert. Sie bieten der Forschung spannende Einblicke in zurückliegende Zeiten. Als sich damals zwei dieser verschiedenen Einzeller begegneten, haben sie sich wohl entschieden, sich zusammenzutun, frei nach dem Motto: Zusammen sind wir stärker. Das Archaebakterium bot also einem Urahnen der Bakterien an, in ihm zu wohnen. Die beiden verschmolzen zu einem Organismus, was als Endosymbiose bezeichnet wird (von altgriech. *endon* = innen und *symbiosis* = Zusammenleben). So sind unsere noch heute unersetzlichen Mitochondrien entstanden. Die Miete, die diese kleinen Dinger bis heute zu zahlen haben, ist wohl die Energie, die sie für unsere Zellen produzieren. Man geht davon aus, dass durch dieses damals eingegangene Mietverhältnis die heutigen Eukaryoten, also unsere Zellen entstanden sind. Heute sind die Mitochondrien fester Bestandteil unserer Zellen, und diese Verbindung wird auch nicht mehr getrennt werden. Ihre Hauptaufgabe ist die Energieproduktion. Daher haben sie auch ihren Titel „Kraftwerke der Zelle" erhalten, den wohl jeder Schüler im Laufe seiner Schulkarriere irgendwann einmal zu hören bekommen hat. Weder unsere Zellen noch die Mitochondrien wären alleine lebensfähig. Das ist nur ein Beispiel einer harmonischen Beziehung.

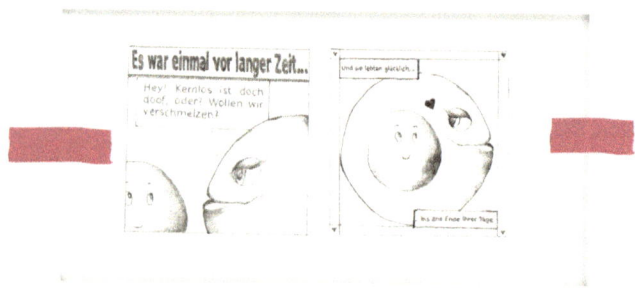

Abbildung 5:   Endosymbiontentheorie

Im Laufe der Evolution haben sich eine Reihe interessanter und manchmal auch eigenartiger Dinge entwickelt. In meiner Bachelorarbeit von 2015 an der Universität Bayreuth habe ich mich mit sogenannten magnetotaktischen Bakterien beschäftigt. Diese Bakterien tragen eine Art Kompass in sich, mit dem sie sich am Magnetfeld der Erde ausrichten können[7]. Da sie vor allem in Gewässern, Schlamm oder anderen wasserreichen Biotopen zu finden sind, geht man davon aus, dass sie ihren Kompass dazu nutzen, die besten Lebensbedingungen für sich zu finden. Somit dient diese Fähigkeit vor allem der Orientierung. Ihr innerer Kompass wird aus sogenannten Magnetosomen gebildet, die aus magnetischen Mineralien wie Magnetit oder Greigit bestehen. Gerade diese Magnetosomen machen die Bakterien so interessant für die Forscher, denn sie könnten viele Bereiche der Technik und der Medizin revolutionieren. So konnte im Labor gezeigt werden, dass Magnetosomen wirksamer als herkömmliche Kontrastmittel sind und somit in der Magnetresonanztomografie zur Anwendung kommen könnten[8]. Außerdem wurden Magnetosomen in Mäusen erfolgreich zur Tumorverkleinerung eingesetzt[9]. Die genauen Mechanismen dahinter und eine potenzielle Anwendung müssen aber noch weiter erforscht werden. Ein Vertreter dieser beeindruckenden Bakterien, *Magnetospirillum*, wurde von der Vereinigung für Allgemeine und Angewandte Mikrobiologie geehrt und zur Mikrobe des Jahres 2019 gewählt.

Ihr seht: Es gibt wirklich bemerkenswerte Organismen und (falls man das so nennen kann) Erfindungen der Natur.

Aber kommen wir zurück zu den Viren. Viren und Bakterien sind im Grunde völlig verschieden. Das ist, hoffe ich, klar geworden.

Eine letzte Sache möchte ich noch anmerken, da sie oft zu Verwirrung führt. Antibiotika können gegen Viren rein gar nichts ausrichten. Antibiotika sind so konzipiert, dass sie ausschließlich bestimmte Strukturen oder Mechanismen von Bakterien angreifen. Penicillin zum Beispiel stört die Bildung der Zellwand von Bakterien. Es macht somit überhaupt keinen Sinn, Antibiotika zur Bekämpfung eines Virus einnehmen zu wollen.

Viren sind so viel mehr!

Viren sind Krankheitserreger. Viren sind Parasiten. Viren sind der Feind allen Lebens. Das ist die gängige Ansicht.

Das stimmt so aber nur bedingt. Die Forschung beschäftigte sich lange Zeit nur mit Viren als Bösewichte. Dies ist vermutlich auch der Grund, weshalb sie lange Zeit übersah, welchen Nutzen Viren für Mensch und Tier haben und welche Rolle ihnen in der Evolution zuteilwurde. Ohne Viren würde es uns Menschen, so wie wir heute existieren, vermutlich gar nicht geben. Jeder von uns trägt eine große Portion Viren mit sich herum.

Viren haben viel mehr von der Erdgeschichte miterlebt als wir Menschen. Sie waren praktisch seit den Ursprüngen dabei. Als wir Menschen auf der Bildfläche erschienen sind, waren Viren und unsere Vorfahren bereits enge Vertraute. Aus heutiger Sicht sind Viren aus der Evolution nicht mehr wegzudenken. Ich will hier gar nicht unterschlagen, dass Viren mit Seuchen und Plagen für die Dezimierung von Arten sorgen können. Aber das primäre Ziel eines Virus ist es nicht, seinen Wirt zu töten, denn das würde auch seinen eigenen Untergang bedeuten. Ein Virus möchte viel lieber in seinem Wirt fortbestehen. Um dieses Ziel zu erreichen, passen sich Viren und Wirt einander an.

Zahlreiche Lebewesen könnten uns bestätigen, wie unentbehrlich ihre Viren für sie sind. Vor allem Insekten gehen gerne Symbiosen mit Viren ein. Eine Symbiose ist ein Zusammenleben zweier Parteien, von dem beide Seiten profitieren. Bei einigen Wespenarten spielen Viren eine entscheidende Rolle für die Eientwicklung. Aber auch eine Dreiecksbeziehung zwischen Pflanze, Pilz und Virus ist keine Fiktion. Im Yellowstone Nationalpark lebt eine Pflanze, die unglaubliche Hitze ertragen kann[10]. Sie wächst auch auf geothermalem Boden und kann Temperaturen von über 50°C aushalten. Als man die Pflanze untersuchte, fand man heraus, dass sie von einem Pilz besiedelt wird. Da Pflanzen ohne diesen Pilz nicht so hitzeresistent waren, nahm man zunächst an, dass der Pilz der Pflanze zu dieser Fähigkeit verhilft. Bei genauerem Hinsehen erkannte man jedoch, dass der Pilz wiederum mit einem Virus infiziert war. Erst dieses Virus verleiht sowohl dem Pilz als auch der Pflanze die Hitzebeständigkeit. Ohne dieses Zusammenleben könnte kaum einer der drei Beteiligten in dieser Gegend bestehen.

Alle Biertrinker finden die Existenz von sogenannten Killerhefen eventuell spannend[10]. Dahinter verbirgt sich ein erstaunliches Phänomen: Einst fanden Bierbrauer ihre Brauhefe beinahe von einer anderen Hefeart ausgemerzt vor. Die andere Hefe war versehentlich als Verunreinigung in den Braukessel gelangt. Dort verbreitete sie sich rasend schnell und tötete die ansässige Brauhefe. Bei Untersuchungen des Eindringlings fand man heraus, dass dieser in der Lage war, Giftstoffe abzusondern. Diese Giftstoffe griffen jedoch nur die Brauhefe an, aber nicht die Eindringlinge. Woher die Giftstoffe kamen, war zunächst unklar. Später fand man heraus, dass die eingedrungene Hefeart Viren in sich trug, welche das Gift produzierten und gleichzeitig die Träger selbst immun machten. Somit verschafften die Viren ihrer Hefeart einen entscheidenden Vorteil gegenüber der Brauhefe. Ob dies im Sinne der Biertrinker war, ist natürlich eine andere Frage.

Auch Menschen sind enger mit Viren verbunden, als den meisten vielleicht lieb ist. Etwa 50 % unseres Genoms stammt nachweislich von Retroviren ab[11]. Eine ziemlich hohe Zahl. Aber was sind Retroviren und wie unterscheiden sie sich von anderen Viren? Retroviren besitzen eine Reverse Transkriptase, die aus ihrem RNA-Genom DNA produzieren kann. Retroviren sind außerdem in der Lage, ihr eigenes Genom, also ihren Bauplan, in unser Genom zu integrieren. Das bedeutet, sie fügen ihre Baupläne direkt in unsere ein. Werden nun unsere Baupläne kopiert, so geschieht dasselbe mit denen der Retroviren. Retroviren in der Keimbahn werden sogar an unsere Nachkommen weitervererbt. Sie werden Bestandteil unseres eigenen Genoms.

Über Jahrmillionen hinweg waren unsere Vorfahren ständig von Retroviren umgeben. Es war also viel Zeit für den Austausch von Bauplänen und die Bevölkerung unseres Genoms durch Retroviren. Im Laufe der Zeit adaptieren sich Virus und Wirt aneinander, weshalb wir Menschen heute von der Existenz dieser Retroviren in unserem Genom kaum Notiz nehmen.

Viren haben tatsächlich entscheidend bei der Entstehung von uns Menschen oder besser gesagt: der Säugetiere mitgewirkt. Unsere Plazenta ist beispielsweise ein Produkt eines Retrovirus. Zumindest lässt sich die Entstehung auf ein Retrovirus zurückführen[12]. Im Jahre 2000 konnten Wissenschaftler zeigen, dass das Protein, das für die Bildung der Plazenta entscheidend ist, nicht unser eigenes ist. Wir haben es vielmehr von einem Retrovirus erhalten.

Die Plazenta dient dazu, das Blut von Mutter und Fötus zu trennen. Diese Trennung beider Blutkreisläufe muss unbedingt sichergestellt sein, was durch die Plazentaschranke gewährleistet ist. Denn da das Ungeborene nicht nur von der Mutter, sondern auch vom Vater Antigene erhalten hat, könnte es vom Körper der Mutter sonst als fremd erkannt und daraufhin abgestoßen werden. Gleichzeitig werden dem Fötus über die Plazenta Nährstoffe von der Mutter zur Verfügung gestellt und er kann seine Abbauprodukte über ihre Organe entsorgen. Eine harmonische Mutter-Kind-Beziehung also. Aber wozu braucht es dann die Hilfe eines Retrovirus?

Die Plazentaschranke besteht aus einer hauchdünnen Schicht an Zellen. Um sicherzustellen, dass nichts an Zellwänden oder durch Zellspalten dringen kann, verschmelzen die Zellen regelrecht zu einer Schicht. Man könnte sie dann als eine Riesenzelle mit zahlreichen Zellkernen betrachten. Diese Tatsache stellte Forscher lange Zeit vor ein Rätsel, da unsere Zellen aus eigener Kraft keine Riesenzellen bilden können. Diese Fähigkeit verleiht ihnen ein Protein eines Retrovirus. Vor langer Zeit hat sozusagen ein Retrovirus seine Mietschulden beglichen und zur Entwicklung einer Plazenta beigetragen. Unvorstellbar, wie eine Welt ohne Retroviren aussähe!

Viren haben in der Evolution also eine unentbehrliche Rolle gespielt. Ich bin überzeugt, dass wir erst einen Bruchteil des Ausmaßes abschätzen können. Wer weiß, wo Viren noch so ihre Finger – wenn sie denn welche hätten – im Spiel gehabt haben und welche Schritte der Evolution noch von ihnen beeinflusst oder sogar bestimmt wurden? Überhaupt beginnt die Forschung gerade erst zu verstehen, welchen Einfluss die vielen viralen Segmente unseres Genoms auf uns und unser Leben haben. Was wir aber in den letzten Jahren definitiv gelernt haben, ist, dass Viren mehr als nur krankmachende Parasiten sind. Ich will hier keine Lanze für die Viren brechen, auch wenn ich dieses Forschungsfeld faszinierend finde. Eventuell bietet die Erforschung von alten Retroviren und deren Evolution mit uns Menschen der Wissenschaft wichtige

Informationen für aktuell relevante Retroviren. Es bleibt abzu-
warten, welche Erkenntnisse wir noch aus der Erforschung von
Retroviren und deren Evolution mit uns Menschen gewinnen
können.

Doch nicht nur unsere Vorfahren liefen Gefahr, von Retroviren infiziert zu werden. Auch heutzutage stellen Retroviren
noch eine Gefahr dar. Das beste Beispiel hierfür ist wohl das
Retrovirus HIV. HIV greift das menschliche Immunsystem an.
Unbehandelt führt eine Infektion mit HIV nach einer Weile zu
AIDS (erworbenes Immundefektsyndrom), was ohne Behandlung tödlich für den Betroffenen endet. Doch woher kommt
dieses Virus so plötzlich? In Geschichtsbüchern gibt es keine
Berichte über HIV-Infektionen beispielsweise im Mittelalter.

In den 1980er Jahren stieß die Medizin auf eine scheinbar
völlig neue, mysteriöse Krankheit, die sich rasend schnell aus-
breitete. Es verging eine Weile, bis man den Ursprung dieser
Krankheit entdeckt hatte: das humane Immundefizienz-Virus
(HIV).

HIV trat nicht von heute auf morgen in den 1980er Jahren
auf – man nahm aber erst zu dieser Zeit Notiz davon. Der Ursprung von HIV liegt weit früher und wird auf Anfang des 20.
Jahrhundert geschätzt[13]. Evolutionsbiologisch ist HIV der
Sprung in die menschliche Population aber praktisch erst kürzlich gelungen.

Lange Zeit wurde darüber spekuliert, woher HIV denn nun
stammt. Heute weiß man, dass HIV von einem Affenvirus ab-
stammt, das auf Menschen übergegangen ist. So können Affen
von dem SIV (**S**imianes **I**mmunodefizienz-**V**irus; engl. *simian*
= affenartig) infiziert werden. Dies ist das Pendant zu HIV bei
uns Menschen. Engagierte Wissenschaftler haben diesen

Beweis erst Anfang der 2000er Jahre durch Untersuchung von Affenfäkalien aus Afrika erbringen können[14]. Die Übertragung auf Menschen erfolgte durch den Verzehr von rohem oder nicht ausreichend erhitztem Affenfleisch. Das Ergebnis ist eine weltweite HIV-Pandemie mit heute über 30 Millionen Infizierten[13].

Als Vertreter der Retroviren integriert auch HIV sein Genom in unseres, weshalb sich die erfolgreiche Behandlung der Infizierten als so schwierig erweist. Es ist bisher nicht möglich, HIV mittels Medikamenten wieder aus dem Körper zu entfernen, da es sich in unserem Genom versteckt.

HIV stellt in der Evolution aber keine Besonderheit dar. Immer wieder gelangten „neue" Viren in die menschliche Population. Dies ist in der Menschheitsgeschichte keine Seltenheit. Oft hatten die Menschen es mit gefährlichen Erregern zu tun, die Millionen Opfer forderten. Die Pocken, verursacht durch die Pockenviren, waren schon vor Jahrtausenden eine gefürchtete Krankheit. Nach dem Mittelalter lösten sie sogar die Pest als gefürchtetste Krankheit ab. Zum Glück gelang es, die Pocken mit der Entwicklung eines Impfstoffes und einer anschließenden groß angelegten Impfpflicht auszurotten.

Was aber haben frühere Völker ohne moderne Medizin oder Impfstoffe getan? Sie mussten viele Krankheiten einfach durchstehen, zum Beispiel den Ausbruch der Pocken – und waren danach ein Leben lang dagegen immun.

Nun kann man HIV leider nicht einfach durchstehen. HIV bleibt für immer im Körper. Das menschliche Genom zeigt aber, dass die Menschheit im Laufe der Zeit offenbar mit vielen retroviralen Angriffen fertig wurde. Eine Anpassung daran ist somit anscheinend durchaus möglich. Leider benötigen derartige Anpassungen eher Jahrtausende als Jahrhunderte. Im Laufe der Evolution hat sich unser Erbgut immer weiter verändert und verändert sich immer noch. Die Dezimierung von Arten durch eine Seuche oder Sonstiges resultiert oft darin, dass eine resistente Gruppe dieser Art fortbesteht. Wie? Die Antwort der Natur auf diese Frage lautet in solchen Fällen oft: durch Mutationen. Es entstehen resistente Gruppen, die einen Vorteil haben und sich besser fortpflanzen können. Künftige Generationen bekommen diese Mutation vererbt und sind ebenfalls resistent.

Hätte HIV die Menschheit also bereits tausende Jahre früher getroffen, als es noch keine moderne Medizin gab, hätte dies die Lösung der Natur für den Fortbestand unserer Art sein können: Die Natur hätte eine Mutation gefunden, die Individuen entweder immun gegen das Virus macht oder die Symptome abmildert. Überlebt hätten alle, die diese Mutation haben und nicht mit HIV infiziert werden können oder eben davon nicht krank werden. Alle Nachkommen dieser Menschen hätten wiederum diese Mutation. Somit hätte die Evolution mit ihren Mutationen auch in der Steinzeit schon das Überleben der Menschheit im Falle einer HIV-Epidemie sichern können. Oder ist dies etwa sogar passiert?

Da wir heutzutage nicht Jahrzehnte oder gar Jahrhunderte auf eine Lösung der Natur warten können und wollen, versucht die Forschung eigene Mittel und Wege zu finden. Leider ist eine Heilung für HIV bisher trotzdem nicht in Sicht und auch eine Impfung konnte noch nicht entwickelt werden. Weltweit hatte bisher nur eine Person das Glück, von HIV geheilt worden zu sein. Dieser Fall ist sowohl einzigartig als auch spektakulär. Bei dem Amerikaner Timothy Ray Brown, der schon viele Jahre in Berlin lebte und bereits lange mit HIV infiziert war, wurde auch noch Leukämie diagnostiziert. Sein Arzt in Berlin hatte 2007 eine geniale Idee.

1996 entdeckten Forscher nämlich eine Mutation bei Menschen, die eine natürliche Immunität gegen die meisten HIV-Stämme vermittelt[15]. Menschen, die zwei Kopien dieses mutierten Gens tragen, können nicht mit HIV infiziert werden. Statistisch gesehen trägt immerhin einer von 100 Europäern diese Mutation auf beiden Genen (da Menschen sowohl von der Mutter als auch vom Vater einen Chromosomensatz erhalten, kommt jedes Gen doppelt vor). Auch bei nur einem mutierten Gen besteht bereits ein Teilschutz. Dies trifft auf etwa 20 % der Europäer zu.

Timothys Arzt suchte für ihn einen passenden Stammzellspender, der eben diese Mutation hatte, die Resistenz gegenüber HIV vermittelt[16]. Der Plan des Arztes ging auf: Die Stammzellspende war nicht nur die benötigte Heilung für die Leukämie, sondern führte außerdem dazu, dass Timothy ebenfalls gegen HIV resistent war.

Für alle Leser beginnt an dieser Stelle nun – wie schon so oft – ein weiterer Gedankensprung. Nichts deutet darauf hin, dass dieser Absatz etwas Besonderes ist oder sich in irgendeiner Weise von den anderen unterscheidet. Ich möchte euch aber in diesem Buch immer mal wieder an meinem Schreibprozess teilhaben lassen. Heute ist Mittwoch, der 6. März 2019. Ich füge diese Zeilen gerade in dieses Kapitel ein, das ich bereits vor fast drei Monaten geschrieben habe. Natürlich verlangt ein Text immer wieder Überarbeitungen und es ändern sich hier und da Formulierungen. Jetzt hat sich aber etwas

Entscheidendes ergeben, weshalb mein Statement weiter oben nicht mehr aktuell ist. Natürlich hätte ich diesen Abschnitt einfach neu schreiben, ändern oder weglassen können. Ich finde es aber viel interessanter, mitzuerleben, wie sich die Forschung tagtäglich weiterentwickelt. Vor allem möchte ich damit deutlich machen, dass sich meine Aussagen bisher und alle, die noch kommen, auf den aktuellen Stand der Forschung beziehen. Das fertige Buch liegt für mich noch weit in der Zukunft. Neue Forschungsergebnisse oder Ereignisse führen beinahe täglich zu neuem Wissen und wir müssen eventuell bestehende Fakten überarbeiten oder revidieren. Dies ist etwas, was ich sehr an der Wissenschaft schätze: Sie hat den Mut, Irrtümer zuzugeben und sich zu verbessern.

Was ist nun aber die wichtige Neuigkeit, weshalb ich mich zurück in das Kapitel 1 begebe und das bereits mehrmals überarbeitete und vor allem eigentlich vollständige Kapitel ergänze? Gestern, am 5. März 2019, hat eine Gruppe von Wissenschaftlern in der Fachzeitschrift *Nature* von einem zweiten Patienten berichtet, der durch eine Stammzelltransplantation sowohl von Leukämie als auch von HIV geheilt wurde[17]. Auch dieser Patient erhielt eine Spende von einem HIV-resistenten Spender. Zwar ist es noch etwas früh, von kompletter Heilung zu sprechen, da weiterhin kontrolliert wird, ob wieder HIV festgestellt werden kann. Dennoch scheint alles gut zu verlaufen und – wie beim Berliner Patienten im Jahr 2007 – HIV besiegt worden zu sein.

Ich werde also mein Statement weiter oben dahingehend korrigieren, dass bisher weltweit zwei Patienten von HIV geheilt werden konnten.

Einige werden jetzt denken, das ist die Lösung. Dann bekommen einfach alle HIV-Patienten eine Stammzellspende eines HIV-resistenten Europäers. So einfach ist es leider nicht. Zunächst ist eine Stammzellspende ein riskanter Vorgang und wird nur durchgeführt, wenn es keine anderen Möglichkeiten mehr gibt (dazu später mehr). Zudem muss erst einmal ein Spender gefunden werden, was nicht einfach ist.

Woher die HIV-Resistenz genau kommt, ist nicht geklärt. Es kann durchaus sein, dass dies eine Antwort der Natur auf eine zurückliegende HIV-Infektionswelle in der menschlichen Geschichte ist. Jedoch würde man in diesem Fall annehmen, dass sich diese Mutation vor allem in Afrika durchgesetzt hätte. Die Mutation findet sich jedoch hauptsächlich bei Europäern. Daher wurde spekuliert, dass eventuell die Pocken oder die Pest in Europa zu einem Anstieg an resistenten Europäern führte[18]. Eine genaue Begründung für diese Annahme konnte man jedoch nicht liefern. Außerdem erklärt dies den Ursprung der Mutation nicht.

Leider muss ich meine Leser an vielen Stellen mit offenen Fragen zurücklassen, was auch mich persönlich nicht zufriedenstellt. Oft führt in der Wissenschaft die Beantwortung einer Frage zu vielen neuen Fragen. Dadurch verliert die Wissenschaft zwar nie ihren Reiz, wird aber unseren Wissensdurst wohl nie stillen können. Ich persönlich kann nicht mehr tun, als den aktuellen Kenntnisstand darzulegen.

Jetzt sind wir schon wieder bei den Viren als Krankheitserreger und Parasiten gelandet, doch die Beispiele dieses Kapitels haben uns gezeigt, dass Viren und Wirt in ständiger Wechselwirkung leben. Beide Seiten entwickeln konstant neue Lösungen, um zu überleben. Oft braucht es seine Zeit, bis beide harmonisch zusammenleben können. Die Bedingungen für ein Mietverhältnis müssen erst ausgelotet werden. Auch wenn es manchmal nicht den Anschein erweckt, ist aber genau dieses harmonische Miteinander das, was beide Seiten anstreben. Von einem toten Wirt hat das Virus nichts. Haben sich Virus und Wirt aneinander gewöhnt, können beide von dem Zusammenleben sogar profitieren.

Kapitel 2: „Wir haben ja eh alle Herpes!"

Seit meinem Hopplahopp-Vortrag, den ich dennoch einigermaßen passabel über die Bühne gebracht hatte, sind drei Semester vergangen. Ich habe meine Masterarbeit erfolgreich abgeschlossen und meinen Master of Science in der Tasche. In meiner Masterarbeit habe ich mich mit Herpesviren beschäftigt. Ihr seht also, wir nähern uns mit großen Schritten den Herpesviren.

Noch während der Arbeit an meiner Masterarbeit bot mir mein Betreuer eine Doktorandenstelle an, bei der ich an meinem Thema weiterarbeiten konnte. Von Herpesviren fasziniert, nahm ich dankend an.

Eines Abends im Dezember 2017 besuchte unsere Laborgruppe den Ulmer Weihnachtsmarkt. Neben Würstchen, Waffeln, gebrannten Mandeln und anderen Leckereien kosteten wir auch Glühwein in verschiedenen Sorten und Feuerzangenbowle. Tassen wurden munter herumgereicht, damit auch jeder alle Sorten probieren konnte. Laut lachend warf einer unserer Gruppe in die Runde: „Eine Erkältung scheint gerade keiner von uns zu haben ... und Herpes haben wir ja eh alle!" Die Unterhaltung der Menschengruppe neben uns brach abrupt ab und ich war überzeugt, dass sie einen Meter von uns abrückte.

Aber was war an dieser Aussage denn so entsetzlich? Es stimmt doch: Wir tragen alle Herpesviren in uns.

Auch Tiere haben Herpes

Wir kennen bisher weit mehr als 100 verschiedene Herpesviren. Aber keine Angst, nicht alle können uns etwas anhaben. Jede Spezies hat ihre eigenen Herpesviren. Humane (menschliche) Herpesviren können keine Tiere infizieren – und die Herpesviren von Tieren nicht uns Menschen. Man nennt diese Eigenschaft wirtsspezifisch. Dies ist interessant, da es viele andere Arten von Viren gibt, die mehr als einen Wirt haben oder auch auf andere Spezies übergehen können. Das Influenzavirus – nicht zu verwechseln mit Influencern ;-) – kann sowohl Schweine, Vögel als auch uns Menschen als Wirt nutzen. Herpesviren dagegen sind eng an ihren Wirt gebunden. Dies kann Vorteile, aber auch Nachteile haben (dazu später mehr).

Alle Herpesviren, egal ob von Tieren oder Menschen, sind gleich aufgebaut. Die Bestandteile eines Virus (Genom, Kaspid und Hüllmembran) habe ich schon in Kapitel 1 dargestellt. Das Genom von Herpesviren besteht aus DNA und ist in einem ikosaedrischen Kapsid eingeschlossen. Dieses Genom ist, verglichen mit dem Genom anderer Viren, sehr groß und enthält auch sehr viele Informationen. Es werden nicht nur die Informationen für die nächste Virusgeneration gespeichert. Herpesviren haben auch zahlreiche Gene, die für die Interaktion mit ihrer Wirtszelle eine Rolle spielen. Sie sind in der Lage, gezielt Modifikationen in unseren Zellprozessen vorzunehmen und diese zu regulieren. Alle Informationen, die hierfür gebraucht werden, bringen sie selbst mit.

Im Laufe der Evolution haben sich Herpesviren sehr gut an ihren jeweiligen Wirt angepasst. Zahlreiche virale Proteine stehen in engem Kontakt mit einem Protein aus der Zelle. An vielen Stellen haben die Zellen versucht, Mechanismen zu entwickeln, um die Angreifer abzuwehren, aber in der Regel haben

Herpesviren darauf bereits eine Antwort parat. Das Verständnis dieser Mechanismen, speziell der Interaktion von zellulären mit viralen Strukturen, ist für die Medizin besonders wichtig. So nutzt man dieses Wissen bei der Entwicklung von antiviralen Medikamenten, um möglichst gezielt virale Prozesse zu attackieren. Oft entstehen nämlich Nebenwirkungen dann, wenn Medikamente neben ihrer tatsächlichen Aufgabe auch Prozesse der Zelle stören.

Die äußerste Hülle der Herpesviren ist die Hüllmembran. Wie erwähnt stammt sie von unseren Zellen. Herpesviren nehmen die Zellmembran als Grundstruktur und modifizieren sie, indem sie ihre eigenen Proteine einfügen. Die äußere Hülle ist unverzichtbar für Herpesviren, da hier alle wichtigen Strukturen für die Infektion der nächsten Zelle zu finden sind. Ohne Hülle sind Herpesviren im Prinzip tot (auch wenn man das über etwas, was eigentlich nicht wirklich lebendig ist, wohl kaum sagen kann). Ihre Hülle macht Herpesviren anfällig für Desinfektionsmittel nahezu aller Art. Durch Bestandteile wie Alkohol werden Herpesviren effizient unschädlich gemacht.

Herpesviren haben außerdem noch eine weitere Besonderheit: Zwischen Kapsid und Hüllmembran befindet sich eine Proteinschicht, die als Tegument bezeichnet wird. Das Tegument ist wohl der in der Forschung bisher am wenigsten verstandene Teil der Herpesviren. Tegumentproteine und deren Funktion, das ist ein Forschungsschwerpunkt der Arbeitsgruppe, in der ich meine Doktorarbeit schreibe. Ich selbst habe jedoch nie an Tegumentproteinen geforscht.

Tegumentproteine können die unterschiedlichsten Funktionen haben. Sie sind beispielsweise an der Zusammensetzung neuer Viruspartikel beteiligt, koordinieren Abläufe und interagieren aktiv mit der Zelle. Auch hier gilt: Je mehr wir über ihre Aufgaben und Funktionen lernen, desto gezielter können wir in Prozesse eingreifen.

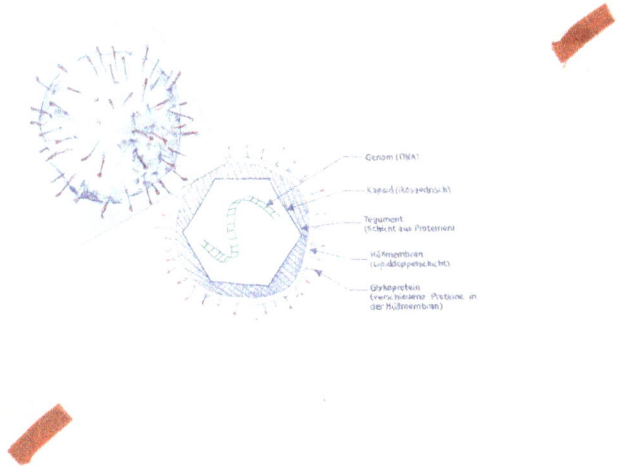

Abbildung 6:   Schematischer Aufbau eines Herpesvirus

Herpesviren binden sich fürs Leben

Alle Herpesviren haben eine bemerkenswerte Eigenschaft: Haben sie ihren Wirt erst einmal infiziert, nisten sie sich für immer in den Zellen ein. Hat man sich also einmal mit einem Herpesvirus infiziert, bleibt man es ein Leben lang. Die Viren schlummern sozusagen in unseren Zellen. Dabei werden wir nicht krank und haben auch keine Symptome. Man nennt diesen Zustand Latenz. Dieser Zustand ist aber klar von einer durch Retroviren verursachten Integration (Einbau/Einnistung) ins Wirtsgenom zu unterscheiden. Das Genom von Herpesviren wird nicht in unser Genom eingebaut und somit auch nicht weiter an unsere Nachkommen vererbt. Es liegt als separate DNA in unserer Zelle vor.

Im latenten Zustand vermehrt sich das Virus nicht direkt, indem es Nachkommen erzeugt, sondern wird bei jeder Zellteilung an die beiden neuen Tochterzellen weitergegeben. Somit besteht es zumindest für immer im Wirt fort.

Ist nun das Immunsystem des Wirtes einmal geschwächt, kann dies von Herpesviren genutzt werden und es kommt zu einer Reaktivierung. In diesem Fall findet wieder eine Virusproduktion im Körper statt. Eine solche Reaktivierung kann immer mal wieder vorkommen und muss auch nicht zwangsläufig mit Symptomen verbunden sein.

Vielleicht fragt sich der eine oder andere an dieser Stelle, was das Herpesvirus von diesem Zustand der Latenz eigentlich hat. Wäre es nicht sinnvoller, sich permanent zu vermehren? Wie im vorherigen Kapitel beschrieben, besteht das primäre Ziel eines Virus nicht darin, seinen Wirt zu töten oder überhaupt ernsthaft krank zu machen. Denn stirbt der Wirt, kann sich das Virus auch nicht weiter in ihm vermehren und somit auch nicht weiter verbreiten. Daher strebt es vielmehr eine friedliche Koexistenz an. Die Latenz hat somit den Vorteil, dass das Virus im Wirt fortbestehen kann. Außerdem ermöglicht der Zustand der Latenz es den Herpesviren, dem menschlichen Immunsystem zu entgehen, da sie sich sozusagen verstecken.

Mit der reinen Koexistenz begnügt sich das Herpesvirus allerdings auch nicht. Es will natürlich neue Wirte infizieren können, was eine aktive Virusproduktion erfordert. Aber das Prinzip der Latenz hilft tatsächlich auch bei der Verbreitung eines Virus, zumindest auf lange Sicht.

Infiziert sich eine Person mit einem Virus, kann sie das Virus im Laufe der Infektion auf andere Personen übertragen. Hat dieses Virus aber nicht die Fähigkeit zur Latenz, wird es irgendwann vom Immunsystem komplett eliminiert. Das Virus hat also nur einen begrenzten Zeitraum, um sich zu vermehren und zu verbreiten. Herpesviren hingegen haben das gesamte Leben des Wirts über Zeit, andere Personen zu infizieren. Hierfür reaktivieren sie sich von Zeit zu Zeit. Herpesviren wollen ihren Wirt also so unauffällig wie möglich infizieren, in ihm für immer fortbestehen und dauerhaft und vor allem immer wieder auf weitere Menschen übergehen. Der Zustand der Latenz erfordert somit einen Wirt, der nicht nur am Leben bleibt, sondern gesund genug ist, um mit anderen potenziellen Wirten zu interagieren.

Oft wurde ich gefragt, womit ich mich in meiner Doktorarbeit denn konkret beschäftige. Neben teils angewiderten Blicken erhielt ich auf meine ausschweifenden Erzählungen über Herpesviren hin die interessantesten Antworten und Nachfragen. Hier meine Top Fünf:

1. „Ich habe Glück! Ich bin gegen Herpes immun!"

2. „Das hatte ich auch schon mal. Ist aber schon lange wieder weg!"

3. „Ich habe keinen Herpes!"

4. „Suchst du Antibiotika gegen Herpesviren?"

5. „Das ist super! Sag mir Bescheid, wenn du ein Heilmittel für Lippenherpes gefunden hast!"

Abbildung 7:   Die Top 5 Fragen und Kommentare zu Herpesviren

Auch wenn die meisten meine Erheiterung über manche Aussagen an dieser Stelle vielleicht noch nicht nachvollziehen können, wird alles schon bald einen Sinn ergeben.

Kapitel 3: „Unsere" Herpesviren

Acht verschiedene Herpesviren sind bisher bekannt, die ausschließlich Menschen infizieren. Sie werden daher als „humane Herpesviren" bezeichnet. Ich habe festgestellt, dass unter dem Begriff „Herpesvirus" eigentlich nur eins bzw. zwei bekannt sind. Bei „Herpes" denkt jeder sofort an unangenehme, unschön aussehende Lippenbläschen – und einige denken eventuell noch an weitaus unangenehmere Bläschen weiter unten. Die Herpesviren, die die bekannten Herpesbläschen verursachen können, sind aber nur zwei der acht Übeltäter. Ihre Kollegen sind außerdem noch deutlich weiter verbreitet. Manche von ihnen haben es geschafft, jeweils über 90 % der Bevölkerung zu infizieren. Daher wird angenommen, dass es keinen einzigen Menschen auf der Erde gibt, der nicht mindestens eins der acht Herpesviren in sich trägt[19]. Die folgende Tabelle listet die acht humanen Herpesviren auf und gibt den Grad der Durchseuchung in der Bevölkerung an.

Tabelle 1: Weltweite Durchseuchung der Bevölkerung mit humanen Herpesviren[20-30]

Humanes Herpesvirus (HHV)	Anderer Name / bekannt als (Trivialname)	Durchseuchung (Seroprävalenz)
HHV-1	Herpes-simplex-Virus 1 (HSV-1)	je nach Region 50–90 % Deutschland ca. 80 %
HHV-2	Herpes-simplex-Virus 2 (HSV-2)	10–40 % Deutschland ca. 13 %
HHV-3	Varizella-Zoster-Virus (VZV)	> 90 %
HHV-4	Epstein-Barr-Virus (EBV)	> 90 %
HHV-5	Cytomegalovirus (CMV)	≈ 50 % in Deutschland (18–29 Jahre: 30–60 %, 70–79 Jahre: 40–70 %) weltweit (je nach Region): 45 bis nahezu 100 %
HHV-6	-	> 90 %
HHV-7	-	> 90 %
HHV-8	Kaposi-Sarkom-Herpesvirus (KSHV)	Europa, Nordamerika: < 5 % Afrika: > 50 %

Im Folgenden möchte ich anschaulich machen, was die in der Tabelle 1 aufgeführten Durchseuchungsraten in der Praxis bedeuten. Hierzu berechnen wir zunächst die Wahrscheinlichkeit, dass ein Mensch in Deutschland mit keinem der acht Herpesviren infiziert ist, also „herpesfrei" ist. Alle, die Mathematik bereits in der Schule gehasst haben und auch hier nichts damit zu tun haben möchten, dürfen gern ans Ende dieses Absatzes springen und sich lediglich das Ergebnis zu Gemüte führen. Für alle anderen werde ich meine Gedankengänge im Folgenden gern erläutern.

Für unsere Rechnung verwenden wir die Durchseuchungsraten der jeweiligen Herpesviren, die in Tabelle 1 angegeben sind. Die Wahrscheinlichkeit einer Person in Deutschland, beispielsweise mit HHV-1 (also HSV-1) infiziert zu sein, liegt bei ca. 80%. Demnach liegt die Wahrscheinlichkeit dieser Person, nicht mit HHV-1 infiziert zu sein, bei ungefähr 20%, also bei P (kein HSV-1) = 20 % (P von engl. *probability*). So weit, so gut.

Somit ergeben sich folgende Wahrscheinlichkeiten P für eine Person in Deutschland nicht mit den jeweiligen Herpesviren infiziert zu sein:

$$P(kein\ HHV-1) = 20\,\%$$
$$P(kein\ HHV-2) = 87\,\%$$
$$P(kein\ HHV-3) = 10\,\%$$
$$P(kein\ HHV-4) = 10\,\%$$
$$P(kein\ HHV-5) = 50\,\%$$
$$P(kein\ HHV-6) = 10\,\%$$
$$P(kein\ HHV-7) = 10\,\%$$
$$P(kein\ HHV-8) = 95\,\%$$

Mit diesen Zahlen können wir nun unsere eigentliche Rechnung beginnen. Die Wahrscheinlichkeit für eine Person, mit keinem der acht Herpesviren infiziert zu sein, ergibt sich aus dem Produkt der einzelnen Wahrscheinlichkeiten:

$$P(keines\ der\ acht\ Herpesviren) = 0{,}2 \cdot 0{,}87 \cdot 0{,}1 \cdot 0{,}1 \cdot 0{,}5 \cdot 0{,}1 \cdot 0{,}1 \cdot 0{,}95$$

$$P(keines\ der\ acht\ Herpesviren) = 0{,}000008265$$

Lasst euch an dieser Stelle nicht irritieren: Für die Berechnung von Wahrscheinlichkeiten werden Zahlen zwischen 0 (= 0 %) und 1 (= 100 %) verwendet. Wenn wir die nun berechnete Wahrscheinlichkeit wieder in Prozent angeben, ergibt sich eine Wahrscheinlichkeit von 0,0008265 % für eine Person, mit keinem der acht Herpesviren infiziert zu sein.

Diese Zahl mag vernachlässigbar gering erscheinen. Berücksichtigt man aber, dass es in Deutschland rund 80 Millionen Menschen gibt, dann gibt es theoretisch immerhin 661 Menschen, die mit keinem der acht Herpesviren infiziert sind. Weltweit mit ca. 7,5 Milliarden Menschen wären das schon ca. 62.000. Das klingt zunächst nach viel. Lasst mich unser Rechenbeispiel aber noch konkretisieren.

Für das humane Herpesvirus 8 habe ich bereits mit der höchsten (bisher) anzunehmenden Durchseuchungsrate in Deutschland gerechnet. Für die humanen Herpesviren 3, 4, 6 und 7 habe ich jedoch eine Durchseuchung von jeweils ca. 90 % der Gesellschaft angenommen. Das ist durchaus zurückhaltend, da diese im Falle der genannten Herpesviren noch durchaus höher liegen kann. Erhöhen wir die angenommene Durchseuchungsrate dieser Herpesviren auf jeweils 95 % (was sehr wohl realistisch ist und im Einzelnen sogar noch höher liegen kann), bleiben bei unserer Rechnung theoretisch nur noch 41 Menschen in Deutschland, bzw. 3874 Menschen weltweit übrig, die rein rechnerisch mit keinem Herpesvirus infiziert sind. (Für alle, die es interessiert: die Durchseuchungsraten bedeuten auch, dass es in Deutschland wahrscheinlich rund 170.000

Menschen geben muss, die mit allen acht humanen Herpesviren infiziert sind.)

Betonen möchte ich, dass ich die durchschnittlichen Durchseuchungsraten der jeweiligen Herpesviren innerhalb Deutschlands gewählt habe. Bei einem Blick auf die Durchseuchungsraten weltweit ergeben sich vor allem für die humanen Herpesviren 2, 5 und 8 starke regionale Unterschiede, wobei Deutschland sich hier eher im unteren Bereich bewegt.

Treiben wir unser Spiel daher zu Demonstrationszwecken noch weiter und ersetzen jetzt noch die Durchseuchungsraten der Herpesviren 2, 5 und 8 durch 40 %, 80 % und 50 %, was je nach Region den tatsächlichen Zahlen entspricht. Damit bleiben rein rechnerisch weltweit nur noch 563 Personen, die mit keinem der acht Herpesviren infiziert sind.

Dem einen oder anderen ist vielleicht aufgefallen, dass wir auch mit dieser Rechnung teilweise noch nicht an die maximalen Durchseuchungsraten gestoßen sind. Da sich die Durchseuchungsraten mancher Herpesviren je nach Region und auch innerhalb der Altersklassen stark unterscheiden, ist ein globales Worst-Case-Szenario aber schwer zu berechnen. Es dürfte jedoch klar geworden sein, dass wir uns hier schnell 0 nähern würden und rechnerisch kaum noch Personen übrigbleiben, die keines der acht humanen Herpesviren in sich tragen.

Gerne darf man mir aber den einen Menschen präsentieren, der mit keinem der acht humanen Herpesviren infiziert ist. Ich behaupte, es gibt ihn nicht.

An alle, die mit Mathematik und Zahlen nichts am Hut haben und diese Ausführungen übersprungen haben: Der mathematische Teil ist überstanden, weiter geht's mit Biologie und Medizin.

In der Biologie werden Lebewesen in Klassen, Ordnungen, Familien und Gattungen eingeordnet, um sie so besser unterscheiden und benennen zu können. Diese Einteilung wurde früher anhand von Merkmalen vorgenommen, heute mittels DNA-Analysen. Auch Herpesviren werden anhand von Abweichungen oder Ähnlichkeiten in der DNA unterschieden. Auf Basis von DNA-Analysen lassen sich die acht humanen Herpesviren in drei Unterfamilien unterteilen: Alpha-, Beta- und Gammaherpesviren. Die humanen Herpesviren 1–3 werden den Alphaherpesviren zugeordnet und weisen untereinander eine höhere Ähnlichkeit auf als zu den anderen humanen Herpesviren. Leider wird die Einteilung nicht konsequent anhand der Nummerierung fortgesetzt. So gehören die humanen Herpesviren 5–7 zu den Betaherpesviren und die Herpesviren 4 und 8 zu den Gammaherpesviren.

Im Folgenden möchte ich euch alle acht humanen Herpesviren vorstellen.

Humane Herpesviren 1 und 2 (Herpes-simplex-Virus 1 und 2 – HSV)

Darf ich vorstellen: die Herpes-simplex-Viren 1 und 2 (HSV-1 und -2). Diese beiden Vertreter sind im Prinzip das, was man sich unter „Herpes" vorstellt. Sie führen zu unschönen Bläschen, die man so schnell wie möglich wieder loswerden möchte.

HSV ist den Menschen schon sehr lange bekannt und begleitet uns auf Schritt und Tritt. Schon die alten Griechen berichten von Symptomen, die von HSV stammen könnten. So war es Hippokrates, der den Begriff „Herpes" prägte. Herpes leitet sich vom griechischen Wort *herpein* ab, was im Deutschen so viel wie „kriechen" bedeutet.

Mit dem Fortschritt der Medizin und immer besser werdenden Methoden konnten auch Herpesviren immer weiter erforscht werden. Man sammelte eifrig neues Wissen und gegen Ende des 20. Jahrhunderts explodierten die Forschungsergebnisse und -berichte förmlich.

Früher nahm man an, dass HSV-1 für alle Herpeserkrankungen „über dem Gürtel" verantwortlich war, also im Gesicht und vor allem am Mund, während HSV-2 Symptome ausschließlich unter dem Gürtel hervorruft[31]. Inzwischen weiß man, dass diese Einteilung zwar in den meisten Fällen anwendbar ist, es aber zahlreiche Überlappungen gibt: So kann eine Infektion mit HSV-1 ebenfalls zu Genitalherpes führen und HSV-2 ist auch weit über der Gürtellinie zu finden. HSV-1 macht etwa ein Drittel der genitalen Herpesvirusinfektionen aus, während HSV-2 für die restlichen zwei Drittel verantwortlich ist. Beide Stämme können außerdem Infektionen der Augen verursachen, was zu Schädigungen der Hornhaut führen kann.

In der Regel wird HSV-1 oral durch Speichel übertragen, HSV-2 hingegen vor allem durch sexuellen Kontakt. Daher gilt HSV-2 als sexuell übertragbare Krankheit und es wird zur Verwendung von Kondomen geraten[32]. Kondome bieten jedoch keinen 100%igen Schutz, da es sein kann, dass nicht die gesamte infizierte Fläche abgedeckt ist. Infektiöse Viren befinden sich vor allem in Bläschensekret, weshalb von diesen die größte Ansteckungsgefahr ausgeht.

Das plötzliche Auftreten von Herpesbläschen sowohl im Genitalbereich als auch im Gesicht ist außerdem kein Beweis, dass der Partner fremdgegangen ist. Herpesviren können ein Leben lang unbemerkt im Körper schlummern, und von einem auf den anderen Tag kann es zu einem Ausbruch kommen. Somit kann auch der langjährige Partner, der noch nie Herpessymptome gezeigt hat, plötzlich Symptome haben. Das Auftreten von Herpesbläschen steht nicht im Zusammenhang mit der Ansteckung.

Häufig bekomme ich zu hören: „Wenn ich mich ekle, bekomme ich immer Herpes!" Wie alle Herpesviren verweilt auch HSV in einem latenten Zustand und es kann zu Reaktivierungen kommen, was zu Symptomen führen kann. Meistens findet eine Reaktivierung statt, wenn das Immunsystem geschwächt ist, zum Beispiel durch eine Grippe oder Erkältung, aber auch bei zu viel Stress. Bei einer Reaktivierung durch Ekel müssten die Auswirkungen des empfundenen Ekels so drastisch sein, dass sie das Immunsystem schwächen. Meine Antwort an dieser Stelle war also immer: „Das kann ich mir nicht vorstellen!"

Dennoch wollte ich diesem Mythos auf den Grund gehen und begann die Literatur zu durchforsten. Bei meiner

Recherche fand ich eine einzige Studie über den Zusammenhang von Ekel und Lippenherpes[33]. In dieser Studie wurden zwei Gruppen mit jeweils zehn Personen gebildet, die alle mit HSV-1 infiziert waren. Der einen Gruppe wurde eine Reihe von ekelerregenden Bildern gezeigt, der anderen Gruppe wurden neutrale Bilder gezeigt. Nach zwei Tagen wurden die Personen auf die Bildung von Herpesbläschen untersucht. Vier der Personen, denen ekelerregende Bilder gezeigt wurden, zeigten Ansätze einer HSV-Reaktivierung – aber keine Person aus der Kontrollgruppe. Die Macher der Studie schlossen daraus, dass emotionaler Stress und somit auch Ekel zu einer Reaktivierung von HSV führen kann. Anhand der Daten klingt das nach einer plausiblen Schlussfolgerung. Mir erscheint die Probandenzahl allerdings nicht groß genug und damit nicht repräsentativ, um eine generelle Aussage treffen zu können. Außerdem wurden gezielt Personen ausgewählt, die ohnehin unter ständig wiederkehrendem Lippenherpes litten. War eventuell allein die Situation, an einer Studie teilzunehmen, stressig für die Teilnehmer? Hätten einige von ihnen auch ohne Bilder eine Reaktivierung gezeigt? Um wirklich eine validierte Aussage hierüber treffen zu können, sollte mehr als eine Studie zur Verfügung stehen zumal diese nun bereits fast 20 Jahre alt ist. Es wäre generell durchaus interessant, genauer zu untersuchen, welchen Effekt die Empfindung von Ekel auf das Immunsystem hat.

Bei den meisten Menschen vergeht Lippenherpes nach einigen Tagen wieder von selbst. Man muss diese Symptome also einfach durchstehen. Mit Salben aus der Apotheke kann der Verlauf zwar unter Umständen etwas beschleunigt, aber nicht komplett gestoppt werden.

Dennoch sind Lippenbläschen milde Symptome, verglichen mit anderen Erkrankungen, die durch HSV hervorgerufen werden können. Dessen ist sich kaum einer bewusst.

So ist HSV der häufigste Grund für sporadisch auftretende Gehirnentzündungen[34]. Die meisten Fälle werden von HSV-1 hervorgerufen, aber auch HSV-2 kann der Verursacher von akuten Gehirnentzündungen sein. Inzwischen sind zwar antivirale Medikamente zur Behandlung verfügbar; ein Problem sind aber auftretende Resistenzen. Denn Viren verändern unter dem Druck der angewendeten Medikamente ihr Genom und können resistent gegen das eingesetzte Medikament werden. Leider weiten sich die Resistenzen oft auch auf Medikamente aus, die auf einem gleichen oder ähnlichen Wirkmechanismus beruhen.

Nicht nur bei Erwachsenen kann HSV zu schweren Schäden führen. Weltweit werden jedes Jahr rund 14.000 Neugeborene mit einer HSV-Infektion geboren[35]. Damit kommen auf 100.000 Lebendgeburten etwa 10 Fälle einer neonatalen HSV-Infektion. HSV-2-Infektionen scheinen dabei weitaus häufiger zu sein und machen etwa 10.000 der 14.000 HSV-Infektionen bei Neugeborenen aus. Babys können sich bereits im Mutterleib, während der Geburt oder kurz danach mit HSV-2 anstecken. Die meisten infizieren sich wohl während der Geburt durch den Kontakt mit infektiösen Körpersekreten.

Auch wenn HSV-Infektionen bei Neugeborenen vergleichsweise selten sind, können die Auswirkungen verheerend sein[36]: HSV verursacht nicht nur die typischen Symptome an Mund, Gesicht oder anderen Stellen, sondern kann auch das zentrale Nervensystem dieser Babys angreifen und – wie bei Erwachsenen – eine Gehirnentzündung hervorrufen. Diese kann zu dauerhaften neurologischen Schäden führen, einige der Neugeborenen sterben sogar.

Vor allem um Lippenherpes ranken sich viele Mythen. Oft werde ich gefragt, ob man diese unschönen Lippenbläschen denn aufkratzen oder ausdrücken soll oder darf. Die Antwort hierauf ist schnell gegeben: Nein, weder noch. In diesen Bläschen befinden sich unzählige Viren, die sich sonst leicht verbreiten könnten. Die Herpesviren könnten dann auch an andere Stellen gelangen. Außerdem ist die Ansteckungsgefahr für andere Personen größer. Am besten, man bedeckt diese Stellen mit sogenannten Herpesbläschen-Patches oder Lippenherpes-Pflaster. Das reduziert nicht nur die Ansteckungsgefahr, sondern hält die Wunde auch feucht. Feuchte Wunden heilen nämlich viel schneller als trockene. Dies ist gleichzeitig ein weiterer Nachteil, wenn man den Bläschen an den Kragen will: Meist trocknen die Bläschen nach dem Quetschen aus und die Wundheilung verzögert sich. Die Wunde kann zudem leichter verschmutzen und Bakterien können eindringen.

Oft hört man auch, dass Herpes etwas mit mangelnder Hygiene zu tun habe. Das stimmt so nicht. Ist man erst einmal infiziert, kann es jederzeit zu einer Reaktivierung des Virus und zum Ausbruch führen. Hierbei spielt das Immunsystem eine entscheidende Rolle. Hygiene hat darauf aber keinerlei Einfluss.

Wer kennt nicht Omas Hausmittelchen, die auf jeden Fall gegen die verhassten Bläschen helfen sollen? Immer wieder hört man dabei von Knoblauch oder Lakritz. Da ich hierauf selbst keine Antwort hatte, begann ich mit einer Recherche. Lakritz ist der Wurzelextrakt von Süßholz und wird vor allem in der chinesischen Medizin schon lange verwendet. Zwar kenne ich mich mit chinesischer Medizin rein gar nicht aus, aber dies hört sich vielversprechend an. Die chinesische Medizin hält einige interessante Wirkstoffe parat – wieso nicht auch Lakritz? Ich fand sogar ein paar Fachartikel, die Lakritz eine antivirale Wirkung gegen HSV zuschreiben[37].

Auch Knoblauch scheint ein vielversprechendes Hausmittel zu sein. Vor allem über die antibakterielle Wirkung von Knoblauch lässt sich einiges lesen. Einige Studien beschreiben auch einen Effekt von Knoblauch gegen HSV[38]. Generell untersuchen solche Studien die Wirksamkeit von Knoblauch, Lakritz oder anderen beliebten Hausmitteln, aber nur in *in-vitro*-Studien: Diese Studien wurden im Reagenzglas durchgeführt und können nicht eins zu eins auf uns Menschen übertragen werden. Ob Lakritz und Knoblauch also wirklich gegen Herpesbläschen helfen, kann ich auch nicht sagen. Zumindest scheinen sie nicht zu schaden und der Placeboeffekt darf nicht unterschätzt werden. Gönnen wir uns also ruhig mal ein leckeres Stück Lakritz. Die Rede ist aber vom Verzehr – bitte nicht die Lippenbläschen damit einschmieren oder sonst wie behandeln.

Was sich viele wohl nur schwer vorstellen können: Viren können nicht nur krank machen, sondern werden sogar für Therapiezwecke verwendet. Stichwort: Gentherapie.

Bei Begriffen wie Gentherapie, Gentechnik oder gentechnisch veränderten Organismen (GVO) mag einigen ein Schauer über den Rücken laufen. Lieber möchte man einen weiten Bogen um dieses Thema machen. Im Supermarkt finden sich auf immer mehr Produkten Bezeichnungen wie „frei von

Gentechnik", die vermutlich Qualität suggerieren sollen. Dennoch ist den wenigsten bewusst, dass diese „Gentechnik" bereits in jedem Haushalt zu finden ist.

Keiner würde wohl gern auf Waschmittel verzichten, hat diese uns das Wäschewaschen doch so leicht gemacht: Wir müssen nicht mehr am Fluss sitzen und kräftezehrend unsere Wäsche von Hand waschen. Jedoch muss uns im Klaren sein, dass Waschmittel gentechnisch veränderte Enzyme enthalten und somit ein Produkt der Gentechnik sind.

Dieser Bereich der Gentechnik wird als „weiße Gentechnik" bezeichnet. Daneben gibt es noch die rote, grüne, graue und blaue Gentechnik. Die farbliche Unterscheidung dient zur Orientierung: So bezieht sich die grüne Gentechnik auf Arbeiten mit Pflanzen, die rote auf Menschen und die blaue auf Meeresbewohner.

Für das Arbeiten und das Inverkehrbringen von GVOs gelten (zu Recht) strenge Auflagen. Es fasziniert mich aber immer wieder, dass vor allem die weiße und auch graue Gentechnik in der Gesellschaft weitgehend akzeptiert sind. Die graue Gentechnik wird dazu eingesetzt, unser Müllproblem anzugehen und Mikroorganismen so zu verändern, dass sie möglichst effizient bestimmte (Gefahr-)Stoffe abbauen können. Kaum einer würde hier entgegnen, dass dies nicht einen großen Nutzen für die Menschheit haben kann. Im Vergleich dazu stehen die rote und auch die grüne Gentechnik nicht so gut da. Natürlich ist hier Vorsicht geboten und strenge Regulierungen sind in jedem Fall notwendig. Bei dem Begriff „Gentechnik" schwirren vielen aber Bilder von Designerbabys nach Katalog im Kopf herum. Dies ist nicht das Ziel der Gentechnik (und wird es auch hoffentlich nie sein).

Kaum ein Diabetiker würde vermutlich freiwillig auf sein Humaninsulin verzichten und wieder Insulin verwenden, das aus der Bauchspeicheldrüse von Schweinen und Rindern gewonnen wurde. Vor der Entwicklung von gentechnologisch hergestelltem Humaninsulin wurde Diabetes nämlich ausschließlich mit tierischem Insulin behandelt. Auch wenn das Insulin von Schweinen dem von uns Menschen sehr ähnlich ist, weist es doch einige entscheidende Unterschiede auf. Diese Unterschiede können sich in der Verträglichkeit deutlich machen. Heutzutage wird humanes Insulin – also Insulin, das exakt dem von uns Menschen entspricht – gentechnisch hergestellt.

Die Gentechnik hat somit nicht nur Einzug in unsere Haushalte gefunden, sondern auch in die Medizin und die Behandlung von Krankheiten. Sie hat es auch nicht verdient, generell verdammt zu werden. Es ist verständlich, dass die Angst vor einer gentechnischen Anwendung am Menschen größer ist als die Angst vor Enzymen, die unsere Wäsche sauber machen sollen. Aber diese Angst darf uns nicht daran hindern, ihr Potenzial zu erkennen und zu nutzen.

Einige fragen sich an dieser Stelle vielleicht, was dies alles mit Herpesviren und im Speziellen mit HSV zu tun haben soll. Ein Ansatz der Gentherapie will Herpesviren nutzen, um Erbkrankheiten oder Krankheiten wie Krebs zu behandeln und möglichst zu besiegen. Um zu verstehen, wie dies vonstattengehen soll, müssen wir zunächst verstehen, was die Gentherapie eigentlich ist und wozu sie verwendet wird. Der wichtigste Unterschied zu einer „herkömmlichen" Behandlung von Erbkrankheiten ist die Tatsache, dass Gentherapie eigentlich keine

Behandlung im eigentlichen Sinne ist, sondern eine Heilung sein soll.

Viele Erbkrankheiten beruhen auf einem einzigen kleinen Fehler in unserer DNA. Oft ist dieser auch genau bekannt und besteht nur aus einem einzigen falschen Basenpaar. Man kennt den Fehler, man weiß, wo er liegt und was er verursacht, aber man kann ihn nicht reparieren.

Bisher konnten die Auswirkungen von Gendefekten nur behandelt, aber nicht geheilt werden. Die Gentherapie soll aber genau dies machen, sie soll heilen. Anstatt nur die entstandenen Probleme und Symptome zu behandeln, soll sie die Ursache beseitigen. Man kann sich dies vielleicht besser anhand eines Filmes oder eines Buches vorstellen: Wenn entscheidende Sekunden im Film oder Seiten im Buch fehlen, ergibt oft der ganze Inhalt keinen Sinn, weil der Zusammenhang fehlt. So geht es auch unserem Körper, dem wichtige Informationen für die Erstellung von Proteinen fehlen. Mittels Gentherapie sollen diese fehlenden Informationen ersetzt und somit die fehlenden Sekunden des Films oder die fehlenden Seiten des Buches einfach ergänzt und dem Körper zur Verfügung gestellt werden.

Das klingt nicht sonderlich kompliziert und ist es in der Theorie auch nicht. Die Realität sieht jedoch oft anders aus.

Versuche einer Anwendung der Gentherapie am Menschen haben in klinischen Studien bereits zum Tod von Probanden geführt[39]. Diese Studien wurden sofort abgebrochen. Die Gentherapie ist (bisher zumindest) leider aber das einzige Mittel, mit dem Gendefekte geheilt werden könnten. Ohne Forschung und klinische Studien macht dieser Forschungsbereich, wie jeder andere, keine Fortschritte. Tödliche Genkrankheiten enden also weiterhin tödlich, die Wissenschaft hat sich aber ihre

Hände nicht schmutzig gemacht. Hier stellt sich die Frage, was verwerflicher ist: Studien für den Fortschritt der Gentechnik durchzuführen, die potenziell tödlich enden könnten (an der Stelle sei angemerkt, dass solche Studien nur mit Patienten, nicht aber mit gesunden Personen durchgeführt werden), oder das Wissen zu ignorieren, mit welchem tödliche Gendefekte in Zukunft geheilt werden könnten? Diese Frage muss jeder für sich selbst beantworten.

Im Jahr 2015 erlebte die Gentechnik einen Hype und Wissenschaftler waren außer sich vor Freude. Mittels Gentherapie konnte einem sieben Jahre alten Jungen das Leben gerettet werden[40]. Der Junge litt an einer besonders schweren Form der sogenannten Schmetterlingskrankheit, ein Gendefekt, bei dem die Haut so empfindlich ist wie ein Schmetterlingsflügel. Betroffene neigen zur starken Blasenbildung und verletzten sich sehr schnell. Bei dem kleinen Jungen war die obere Hautschicht nicht mit der unteren Hautschicht verbunden. Sein Leben war in Gefahr, da bereits große Teile seiner Hautoberfläche zerstört waren. Die Eltern sahen keinen anderen Ausweg, als die Ärzte nach alternativen, aber eben auch experimentellen Lösungsansätzen zu fragen.

Mittels Gentherapie wurde ein Versuch unternommen, bei dem Stammzellen des Jungen isoliert und mit einer funktionstüchtigen Version des Gens versehen wurden. Diese Stammzellen wurden im Labor gezüchtet und in mehreren Operationen wieder eingepflanzt. Durch die transplantierte, gesunde Haut kann der Junge heute ein weitgehend normales Leben führen. Die Gentechnik hat diesem Jungen somit das Leben gerettet.

Die moralische Bewertung der Gentechnik überlasse ich an dieser Stelle jedem Leser selbst. Eine Erklärung, was HSV nun mit diesem Thema zu tun hat, bin ich aber noch schuldig.

Mit eines der größten Probleme in der Anwendung der Gentherapie ist das Einbringen der Information in die Zelle, also sozusagen die Lieferung. Postboten werden gebraucht, um die korrekten Informationen an Ort und Stelle zu bringen. Im Falle unseres Körpers heißt das: Das korrekte Gen muss in die Zellen geliefert werden. Für diesen Job sollen nun Herpesviren und vor allem HSV eingestellt werden. HSV soll somit der Postbote sein.

Herpesviren kennen unseren Körper viel besser, als wir Menschen es tun. Das mag seltsam klingen, aber über Millionen von Jahren haben sich Herpesviren an unseren Körper und unsere Zellen angepasst. Zellbiologisch könnten Forscher somit noch einiges von ihnen lernen. Für HSV stellt das Eindringen in unsere Zellen kein Problem dar. Die Lieferung sollte also gut funktionieren.

Die Lieferung ist tatsächlich ein größeres Problem, als man im ersten Moment vielleicht annimmt. Die Reise einer Tablette und deren Inhaltsstoffen durch den Körper ist vergleichsweise lang und unspezifisch: Nach dem Schlucken muss sie zunächst die Magensäure passieren. Der Wirkstoff gelangt anschließend in den Darm und muss sich durch zahlreiche Windungen schlängeln. Durch die Absorption an der Darmwand gelangt der Wirkstoff ins Blut und verteilt sich im Körper, bevor er wieder ausgeschieden wird. Dies klingt alles nicht sehr spezifisch und ist es meist auch nicht. Schmerzmittel, besonders solche mit dem Wirkstoff Acetylsalicylsäure (ASS), werden vor allem bei Kopfschmerzen gern genommen. Es ist aber ein Irrglaube, dass der Wirkstoff auf direktem Weg in den Kopf an die Stelle wandert, wo er gebraucht wird.

Herpesviren dagegen finden sehr schnell ihren Weg in unsere Zellen. Sie nutzen ihre über Millionen von Jahren entwickelten Mechanismen und dringen zielsicher in unsere Zellen ein. Dabei können sie als Shuttle für ein Gen fungieren, das genau an dieser Stelle gebraucht wird, nämlich in den Zellen. Dabei muss jede einzelne Erbkrankheit individuell behandelt werden. Leider ist die Forschung noch nicht so weit, diese Technik standardmäßig einzusetzen.

Ein großes Problem stellt die erforderliche Menge an Viren dar, die eingebracht werden muss, um alle Zellen zu erwischen und die Information zur Verfügung zu stellen. Unser Immunsystem ist auf einen solchen Schwall an Viruspartikeln nicht vorbereitet, daher kann es zu unvorhersehbaren Reaktionen kommen. Daher ist es wichtig, in künftigen Studien die richtige Dosierung zu testen.

Neben Erbkrankheiten ist vor allem die Behandlung von Krebs ein großes Ziel der Gentherapie. Wie bei Erbkrankheiten fehlen auch in Krebszellen wichtige Informationen oder wurden im Laufe der Zeit verändert. Der Vorteil (falls man das so nennen kann) einer Krebserkrankung gegenüber einer Erbkrankheit ist, dass nicht alle Zellen des gesamten Organismus die Fehlinformation tragen. Nur die Krebszellen müssen gefunden und zerstört werden. Für die Behandlung von Krebs mittels Gentherapie gibt es schon Erfolge zu berichten. So ist seit 2015 europaweit ein neues Medikament zugelassen, bei dem es sich um ein abgeschwächtes HSV-1 handelt[41]. Dieses HSV-1 wurde gentechnisch so modifiziert, dass es

Hautkrebszellen infiziert und tötet. Krebs kann also bereits mit gentechnisch veränderten Herpesviren behandelt werden.

Neben Herpesviren wird auch für andere Viren für diese Art der Anwendung getestet. Etwaige Anwendungen und Behandlungen müssen aber sorgfältig geprüft werden. Dennoch bietet die onkolytische Virotherapie, wie die Behandlung von Krebs mittels gentechnisch veränderter Viren genannt wird, großes Potenzial. Gerade bei tödlichen Erbkrankheiten oder Krebsformen, für die es keine alternative Behandlungsmethode gibt, könnte sie Leben retten. Wir sollten dieses Potenzial nicht aus bloßer Angst vor der Gentechnik verkennen.

Steckbrief

Name:	Humanes Herpesvirus 1 / Humanes Herpesvirus 2
Bekannt als:	Herpes-simplex-Virus 1 / Herpes-simplex-Virus 2
Abkürzung:	HSV-1 / HSV-2
Namensherkunft:	lat.: simplex = einfach
Unterfamilie:	Alphaherpesviren
Übertragung:	Körperflüssigkeiten, z.B. Speichel, Urin, Blut, Genitalsekrete, usw.
Ansteckung:	jederzeit möglich
Symptome:	meist asymptomatisch; Bildung von typischen Herpesbläschen am Mund und im Genitalbereich; schwerwiegende Symptome sind z.B. Infektionen von Augen oder Gehirnentzündungen
Behandlung:	antivirale Medikamente
Impfung möglich:	nein

Humanes Herpesvirus 3 (Varizella-Zoster-Virus – VZV)

Während diverser Diskussionen über meine wissenschaftliche Arbeit haben mir Menschen oft entgegnet: „Ich hatte noch nie Herpes!" Mir war natürlich bewusst, dass sie damit den allseits bekannten Lippenherpes meinten. Dies bedeutet zwar nicht, dass man nicht mit HSV infiziert ist. Es kam vermutlich nur noch nie zu einem Ausbruch. Meist habe ich dann aber nicht angefangen von Durchseuchungsraten zu sprechen, sondern oft gefragt, ob sie in ihrer Kindheit Windpocken hatten. Es folgten irritierte Gesichter. Das Virus, das bei Kindern zu Windpocken führt, ist nämlich ein Herpesvirus: das Herpesvirus Nummer 3 oder auch Varizella-Zoster-Virus (VZV) genannt. VZV hätten vermutlich einige nicht in der Liste der humanen Herpesviren erwartet.

Die erste Infektion mit einem Virus nennt man Primärinfektion. Diese macht sich bei VZV in Form von Windpocken bemerkbar. Windpocken sind kleine, meist rote Bläschen am ganzen Körper, die ziemlich jucken können. Wenn man dann nicht auf Mama hört und trotzdem kratzt, können unschöne Windpockennarben zurückbleiben.

Nachdem die Windpocken überstanden sind, verabschiedet sich das Virus erst einmal in den latenten Zustand. Es kann aber, wie bei alle Herpesviren, zu einer Reaktivierung kommen. Das ist bei etwa 30 % der Personen der Fall. Diese Reaktivierung kann Jahrzehnte später bei älteren Personen zu Herpes Zoster, auch Gürtelrose genannt, führen. Ich erinnere mich vage, dass mein Opa einmal Gürtelrose hatte. Er hatte einen rötlichen Ausschlag, der wohl sehr schmerzhaft war.

Meist – aber nicht immer – bildet sich Gürtelrose im Bereich des Brustkorbes. Betroffen sind hierbei die Nerven und es bildet sich ein roter Hautausschlag mit Blasen.

Auch über das Thema Gürtelrose habe ich schon einige hartnäckig kursierende Falschinformationen gehört. Deshalb möchte ich hier ein paar Dinge richtigstellen.

Folgendes weiß man inzwischen: Gürtelrose kann man nur bekommen, wenn man schon mal Windpocken hatte bzw. sich bereits in der Vergangenheit mit VZV infiziert hat. Gürtelrose stellt die Reaktivierung von VZV dar. Man kann sich außerdem nicht nochmals mit Windpocken infizieren. Hatte man also bereits Windpocken, ist der Kontakt zu einem an Windpocken erkrankten Kind ungefährlich.

Oft kursiert der Irrglaube, dass Lippenherpes vor Gürtelrose schützt. Woher diese Information kommt, kann ich mir wirklich nicht erklären. Es handelt sich hierbei um zwei verschiedene Herpesviren, mit denen man sich infizieren kann. Somit können auch beide ausbrechen und zu Symptomen führen. Viele glauben auch, dass nur ältere Menschen an Gürtelrose erkranken können. Zwar betrifft Gürtelrose vorzugsweise ältere Menschen, aber auch jüngere Menschen können eine Gürtelrose entwickeln. Das Immunsystem der jeweiligen Person ist der entscheidende Faktor. Das Immunsystem jüngerer Menschen kann das Virus meist noch besser in Schach halten, es „vergisst" dies aber im Laufe der Zeit. Dies ist der Grund, weshalb ältere Menschen häufiger Gürtelrose bekommen als jüngere. Junge Menschen sind aber nicht immun.

Erinnert ihr euch an jenen Freitagabend am 14. Dezember 2018, als die Idee für dieses Buch entstanden ist? Nur einen

Tag zuvor, am 13. Dezember, hatte die Ständige Impfkommission am Robert Koch-Institut (STIKO) die Empfehlung zur Impfung gegen Gürtelrose und somit VZV für alle Personen ab 60 Jahren herausgegeben[42]. In dieser Mitteilung beschrieb sie, dass jedes Jahr in Deutschland rund 300.000 Menschen an Gürtelrose erkranken. Etwa 5 % (das sind immerhin rund 15.000 Personen) entwickeln weitere Komplikationen. Gefäßerkrankungen sind nur ein Beispiel für gravierende Folgen einer Reaktivierung von VZV.

Die Impfempfehlung der STIKO für Kinder im Alter von 11 bis 14 Monaten besteht bereits seit 2004 und führte bisher zu einem konstanten Rückgang von Windpockenerkrankungen bei Kindern[43]. Dies hat zum einen den Vorteil, dass geimpfte Kinder nicht an Windpocken erkranken; zum anderen entsteht eine Herdenimmunität für Personen, die nicht geimpft werden können. Dies sind zum Beispiel Personen mit einem geschwächten Immunsystem, Kranke oder Schwangere. Eine Infektion mit VZV während der Schwangerschaft kann sowohl für die Mutter als auch das Ungeborene gefährlich werden. So kann es – wenn auch selten – passieren, dass sich der Fötus über die Plazenta mit VZV ansteckt. Deshalb möchte ich an dieser Stelle einen kleinen Exkurs zur Herdenimmunität machen. Was ist das überhaupt und wie funktioniert das?

Stellen wir uns eine große Gruppe von Menschen vor. Es gibt Babys, Kleinkinder, Kinder, Jugendliche, Erwachsene und Ältere, eine bunte Mischung. Einige von ihnen können nicht geimpft werden, weil sie ein geschwächtes Immunsystem haben oder krank sind. Auch Neugeborene und Schwangere können nicht geimpft werden. Ist nun eine Person dieser Gruppe mit einem Virus infiziert, kann sie jede andere Person anstecken, mit der sie Kontakt hat. Die immungesunde infizierte Person merkt zu Beginn noch nichts von der Infektion und hat auch später eventuell nur sehr leichte Symptome. Von der nächsten Person kann das Virus wieder auf weitere Personen übergreifen. So entsteht ein Netzwerk an Übertragungswegen – bis zu dem Zeitpunkt, an dem alle infiziert sind. Die kranken und schwachen Personen sowie Babys und Schwangere sind dem Virus also schutzlos ausgeliefert.

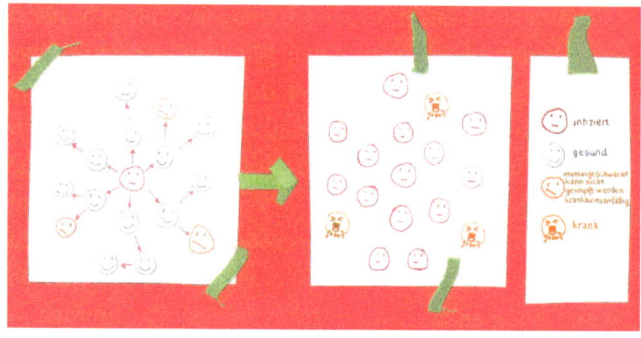

Abbildung 8:   Das Prinzip der Herdenimmunität - Szenario 1

Gehen wir an den Anfang dieses Szenarios zurück und stellen wir uns vor, dass einige Personen aus diesem Netzwerk geimpft und somit immun sind. Sie können sich selbst nicht mit dem Virus anstecken, werden nicht krank und verbreiten das Virus auch nicht weiter, sind sozusagen eine Endstation. In dem Fall stecken sich weniger Menschen mit dem Virus an und es besteht ein Teilschutz der Gruppe. Dennoch wird es

Personen treffen, deren Immunsystem das Virus nicht bändigen kann.

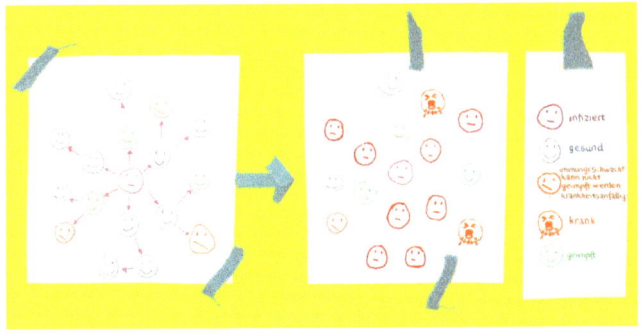

Abbildung 9:   Das Prinzip der Herdenimmunität - Szenario 2

Im dritten Szenario ist der Großteil der Menschengruppe geimpft. Lediglich die Personen, die nicht geimpft werden können, sind anfällig für eine Infektion. Die Wahrscheinlichkeit eines Kontaktes mit einer kranken bzw. infizierten Person ist sehr gering. Das Virus kann sich in diesem Szenario nicht ausbreiten, da eine sogenannte Herdenimmunität besteht.

Durch die Immunisierung der Bevölkerung wird somit nicht nur Schutz für einzelne geimpfte Personen erreicht, sondern auch Schutz für alle, die keine Impfung erhalten können. Dies funktioniert nicht nur bei VZV, sondern auch bei anderen Viren. Voraussetzung ist jedoch, dass das Virus keinen anderen Wirt als Menschen infiziert (aber hierzu später mehr). Leider ist die Grundvoraussetzung für die Herdenimmunität natürlich die Verfügbarkeit eines Impfstoffes – und den gibt es für viele Viren noch nicht. Die Forschung hat also noch alle Hände voll zu tun.

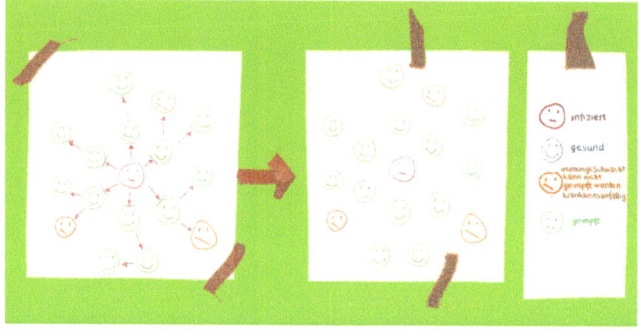

Abbildung 10:   Das Prinzip der Herdenimmunität - Szenario 3

Steckbrief

Name:	Humanes Herpesvirus 3
Bekannt als:	Varizella-Zoster-Virus
Abkürzung:	VZV
Namensherkunft:	Varizellen: Windpocken; griech. zoster ≈ Gürtel
Unterfamilie:	Alphaherpesvirus
Übertragung:	Körperflüssigkeiten, z. B. Speichel
Ansteckung:	meist in der Kindheit/Jugend, auch später möglich
Symptome:	Primärinfektion: Windpocken; Reaktivierung bei Älteren: Gürtelrose/Herpes Zoster. Schwerwiegende Folgen können Komplikationen wie Gefäßerkrankungen oder Neuralgie (Nervenschmerz) nach/in Kombination mit Gürtelrose sein.
Behandlung:	antivirale Medikamente
Impfung möglich:	Ja

Humanes Herpesvirus 4 (Epstein-Barr-Virus – EBV)

Zu diesem Herpesvirus möchte ich eine Geschichte erzählen. Robin, ein guter Freund von mir, fühlte sich über einen längeren Zeitraum schlapp, müde und einfach nicht richtig auf der Höhe. Als einige Wochen vergangen waren und keine Besserung in Sicht war, begab er sich zum Arzt. Nach einigen Tests wurde das Pfeiffersche Drüsenfieber diagnostiziert. Diese Krankheit, die auch Kusskrankheit genannt wird, wird vom Epstein-Barr-Virus verursacht. Die meisten von uns stecken sich bereits im Kindesalter mit EBV an, womit meist keinerlei Symptome verbunden sind. Ist man zum Zeitpunkt der Infektion schon etwas älter, kann es, wie bei Robin, zum Ausbruch des Pfeifferschen Drüsenfiebers kommen. In der Regel sind die Symptome nach ein paar Wochen ausgestanden und das EBV zieht sich, wie alle Herpesviren, in einen latenten Zustand zurück. Robin hatte leider nicht so viel Glück. Bei ihm kam es zu weiteren Symptomen wie einer Milzschwellung, und er musste über Monate hinweg kürzertreten und sich schonen. Zum Glück konnte sein Körper das Virus nach einer Weile in seine Schranken weisen.

Vermehrt sich EBV unkontrolliert im Körper, kann dies sogar zu Tumoren, also zu Krebs führen. EBV steht im Verdacht, bei unterschiedlichen Krebsarten eine Rolle zu spielen[44]. Die Forschung ist fleißig dabei, aufzudecken, wie diese Rolle genau aussieht. Dies ist nicht ganz einfach, da EBV bei der überwiegenden Mehrheit der infizierten Personen nicht zu Krebs führt. Die Forscher haben daher weitere Faktoren im Verdacht, die als Unterstützung wirken und im Zusammenspiel mit EBV zu Krebs führen können.

Gerne möchte ich euch an einem Gespräch mit Robin teilhaben lassen:

Ich: **Du hattest sehr lange mit deiner EBV-Infektion zu kämpfen. Was waren deine ersten Symptome?**

Robin: *Meine ersten Symptome hatte ich bereits einige Wochen vor dem eigentlichen Pfeifferschen Drüsenfieber. Ich war sehr müde, hatte das Gefühl, Fieber zu haben, und fühlte mich einfach schlapp. Außerdem hatte ich eine Art Seitenstechen, obwohl ich mich nicht aktiv bewegte. So hat sich wohl die später diagnostizierte Milzvergrößerung bemerkbar gemacht.*

Ich: **Wann bist du zum Arzt gegangen?**

Robin: *Zum Arzt bin ich erst gegangen, als die Symptome schlimmer wurden und ich zusätzlich noch Halsweh bekam.*

Ich: **Was war die erste Diagnose des Arztes?**

Robin: *Als Erstes wurde die Milzvergrößerung festgestellt. Daraufhin wurde ich sofort zur weiteren Untersuchung in die Notaufnahme geschickt, denn kurz vor dem Wochenende konnte vor Ort keine Blutprobe mehr genommen und analysiert werden.*

Ich: **Im Krankenhaus wurde dann schließlich EBV diagnostiziert?**

Robin:	Zunächst wurde eine leichte Lebervergrößerung festgestellt. Als ich dann meine weiteren Symptome wie Halsweh und Fieber ansprach, wurde ich von der behandelnden Ärztin sofort gefragt, ob ich bereits Pfeiffersches Drüsenfieber gehabt habe. Als ich das verneinte, wurde eine Serologie auf EBV, also ein Bluttest, veranlasst. Zwei Tage später hatte ich dann mein Ergebnis: Ich hatte eine akute EBV-Infektion.
Ich:	**Was haben dir die Ärzte geraten und konnten sie dir die Krankheit gut erklären?**
Robin:	Sie haben mir geraten, mich zu schonen: keine sportliche Betätigung, viel Schlaf und Ruhe. Medikamente gibt es hierfür keine. Die Krankheit konnten sie mir nicht ausreichend erklären. Es wurde lediglich erklärt, dass es keine Medikamente dafür gibt und dass ich mich schonen soll. Dass es sich dabei um ein Herpesvirus handelt, die Verläufe sehr unterschiedlich sein können und die Infektion sich bei Erwachsenen hinziehen könne, wurde mir nicht erklärt. All das habe ich in Eigenrecherche im Internet rausgefunden.
Ich:	**Was wurde unternommen, als es nicht besser wurde?**
Robin:	Zunächst wurde ich für zwei Wochen krankgeschrieben. In der Zeit wurde die

Milzvergrößerung vom Hausarzt kontrolliert und im Krankenhaus wurde ein großes Blutbild gemacht. Als es nach einigen Monaten noch immer nicht besser war, wurde nochmals ein EBV-Test gemacht, der jedoch zeigte, dass die Infektion mit EBV noch immer akut war. Nach einem ganzen Jahr wurde ich zu einem Arzt geschickt, der auf EBV spezialisiert ist. Dieser ermittelte die Viruskopienzahl im Speichel.

Ich: **Welche Symptome hattest du über den gesamten Zeitraum?**

Robin: Es war eine Vielzahl an Symptomen, die auch über den gesamten Zeitraum variierten. Am ausgeprägtesten war die körperliche Erschöpfung und die ständige Müdigkeit. Ich hatte über längere Zeiträume leicht erhöhte Körpertemperatur, Halsschmerzen, aber auch Symptome wie Muskel- und Gliederschmerzen und teilweise Benommenheit und Kopfschmerzen.

Ich: **Wie lange hat es gedauert, bis du dich besser gefühlt hast?**

Robin: Die akute Phase des Pfeifferschen Drüsenfiebers dauerte zwei bis drei Wochen. Bis ich wieder voll belastbar war und auch wieder Sport treiben konnte, vergingen aber insgesamt ungefähr zwei Jahre!

Ich: **Wie haben Freunde, Familie und Kollegen reagiert?**

Robin: Die meisten Personen konnten mit der Krankheit nichts anfangen und gingen davon aus, dass ich in zwei Wochen wieder fit sein sollte. Sie hielten es größtenteils für eine Erkältung oder Grippe. Nur wenige kannten die Krankheit und konnten verstehen, dass sie sich über längere Zeit hinziehen kann.

Ich: **Hast du dich von deinem Umfeld verstanden gefühlt?**

Robin: Als die Symptome auch nach einigen Wochen nicht abgeklungen waren, kam teilweise Unverständnis auf. Ein Kollege, der früher sogar Notfallsanitäter war, riet mir zur Einnahme von Antibiotika. Er wusste überhaupt nicht, dass es sich dabei um eine virale Infektion handelt, gegen die Antibiotika nichts ausrichten können. Andere vermuteten, aufgrund der andauernden Müdigkeit und Erschöpfung, Stress und Überarbeitung als Grund.

Ich: **War es dir je peinlich, über deine Krankheit zu sprechen?**

Robin: Nein, peinlich war es mir nie. Anhand der Informationen aus dem Internet wurde mir schnell klar, dass es sich um ein Herpesvirus handelt, das eine Prävalenz von nahezu 100 % im Erwachsenenalter hat. Das musste ich natürlich fast allen erst einmal erklären und es kam schon häufig die Frage auf: „Wie hast du dir das denn eingefangen?"

Ich: **_Was würdest du anderen raten?_**

Robin: _Ich würde den Betroffenen vor allem am Anfang der Erkrankung zur ausreichenden Schonung raten. Die Krankheit kann, vor allem im Erwachsenenalter, sehr langwierig und auch heftig sein. Eigentlich hilft nur Geduld. Nach einem Jahr, als die Erschöpfung etwas nachließ, halfen mir vor allem Spaziergänge an der frischen Luft und leichtes Schwimmen._

Wie für Robin ist für viele Erwachsene eine EBV-Infektion meist schwer einzuordnen. Bis zum Arztbesuch und der Diagnose kann einige Zeit vergehen. Außerdem will man selbst verstehen, was man eigentlich hat. Im näheren Umfeld muss man sich oft erklären und unter Kollegen kann nach einigen Wochen Unmut aufkommen. Oft wird erwartet, dass wir nach zwei Wochen wieder fit und leistungsfähig sind. Meiner Meinung nach hilft Kommunikation hier am besten, und zwar sowohl die Kommunikation zwischen Arzt und Patient als auch mit dem eigenen Umfeld. Auch wenn in unserer Gesellschaft permanent Leistung gefordert wird, sollte man auf seinen Körper hören und Infektionen nicht auf die leichte Schulter nehmen.

Steckbrief

Name:	Humanes Herpesvirus 4
Bekannt als:	Epstein-Barr-Virus
Abkürzung:	EBV
Namensherkunft:	benannt nach seinen Entdeckern Michael Epstein und Yvonne M. Barr
Unterfamilie:	Gammaherpesvirus
Übertragung:	Körperflüssigkeiten, z.B. Speichel, Urin, Blut, Genitalsekrete usw.
Ansteckung:	meist in der Kindheit/Jugend, auch später möglich
Symptome:	bei Kindern meist asymptomatisch; im Jugend- und Erwachsenenalter kann es zum Ausbruch des Pfeifferschen Drüsenfiebers kommen. Schwerwiegende Symptome: Es ist vermutlich an der Entstehung mancher Krebsarten beteiligt (aber in Kombination mit weiteren Faktoren).
Behandlung:	keine Behandlung möglich (bisher)
Impfung möglich:	nein

Humanes Herpesvirus 5 (Cytomegalovirus – CMV)

Das Cytomegalovirus, im Deutschen auch Zytomegalievirus genannt, erhielt seinen Namen aufgrund der charakteristischen Veränderung von Zellen, nachdem diese mit dem Virus infiziert wurden.

Im Labor werden humane Zellen in Zellkulturflaschen kultiviert, um beispielsweise die Effekte einer Virusinfektion auf sie zu untersuchen. Die Zellen sind hierbei lebendig und wachsen bzw. teilen sich auch. Man unterscheidet grob zwischen primären Zellen und immortalisierten (unsterblichen) Zellen. Primäre Zellen werden direkt aus Gewebe gewonnen und sind nur begrenzt teilungsfähig. Dagegen können sich immortalisierte Zellen – wie der Name schon sagt – unbegrenzt teilen. Diese Zellen werden beispielsweise aus Tumorgeweben isoliert. Beide Varianten haben ihre Vorteile: Während immortalisierte Zellen prinzipiell unendlich weiterverwendet werden können und deshalb auch einfacher zu handhaben sind, haben primäre Zellen den Vorteil, dass sie noch mehr Ähnlichkeit zum Ursprungsorgan bzw. -gewebe haben.

CMV hat einen sehr breiten Zelltropismus, das heißt, es ist in der Lage, eine Vielzahl an verschiedenen Zelltypen im menschlichen Körper zu infizieren. So kommt es, dass CMV in verschiedensten Organen nachweisbar ist.

Humane Fibroblasten sind eine Sorte primärer Zellen, die standardmäßig für die Untersuchung von CMV in Zellkultursystemen verwendet wird. Fibroblasten können – im Gegensatz zu Viren – mit dem Lichtmikroskop sichtbar gemacht werden. Sie erscheinen langgestreckt und bilden Kontakte zu benachbarten Zellen aus. Fibroblasten sind Zellen des Bindegewebes, die noch nicht voll differenziert sind. Im differenzierten

Zustand haben Zellen eine bestimmte Funktion und sind auf ein Aufgabengebiet im Körper spezialisiert. Fibroblasten differenzieren sich unter anderem weiter zu Knochen- oder Knorpelzellen aus.

Fibroblasten, die mit CMV infiziert sind, verändern charakteristisch ihre Form. Dabei dehnen sie sich aus und werden größer. Aufgrund des nun eher rundlichen Erscheinungsbildes und die Zunahme an Größe erhielt CMV seinen Namen, der sich von den griechischen Wörtern *cyto* für Zelle und *megalo* für groß ableitet.

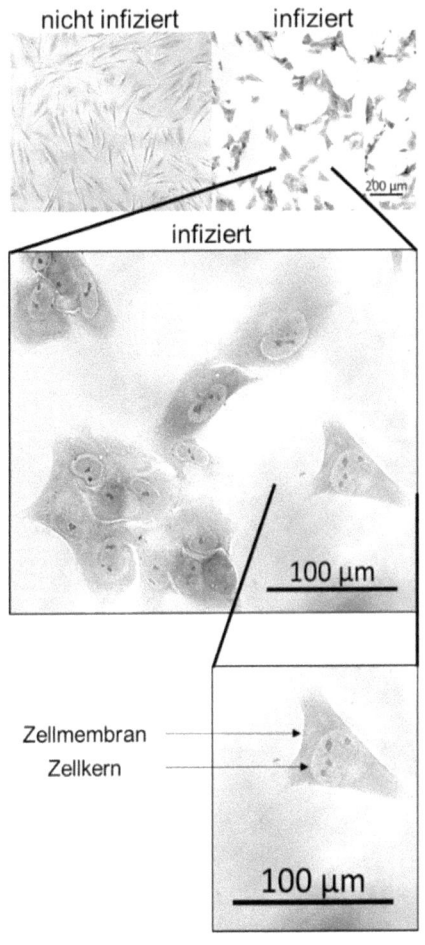

nicht infiziert   infiziert

infiziert

Zellmembran
Zellkern

Abbildung 11:   Lichtmikroskopische Aufnahmen von CMV-
infizierten menschlichen Zellen (humane
Fibroblasten) im Vergleich zu nicht infizierten Zellen
(Zellstrukturen wurden mit einer Farbstoffmischung
angefärbt)

Steckbrief

Name:	Humanes Herpesvirus 5
Bekannt als:	Cytomegalovirus (auch Zytomegalievirus)
Abkürzung:	CMV
Namensherkunft:	griech. *cyto* = Zelle, *megalo* = groß
Unterfamilie:	Betaherpesvirus
Übertragung:	Körperflüssigkeiten, z.B. Speichel, Urin, Blut, Muttermilch usw.
Ansteckung:	meist im frühen Kindesalter; auch später möglich
Symptome:	meist asymptomatisch; bei immungeschwächten Personen kann es z.B. zu Lungenentzündungen kommen; fetale Fehlbildungen bei Infektion in der Schwangerschaft möglich
Behandlung:	antivirale Medikamente
Impfung möglich:	nein

Humane Herpesviren 6 und 7 (HHV)

Die beiden Herpesviren 6 und 7 werden hier in einem Abschnitt zusammengefasst, da sie eng miteinander verwandt sind. HHV-6 und HHV-7 sind bei über 75 % der Erwachsenen dauerhaft im Speichel nachweisbar[45]. Sie sind Erreger des vor allem bei Babys und Kleinkindern auftretenden Drei-Tage-Fiebers. Beide haben außerdem gemeinsam, dass sie zwar eine sehr hohe Durchseuchungsrate in der Gesellschaft (> 90 %) haben, aber erst spät entdeckt wurden. Dies ist vermutlich auch der Grund, weshalb die beiden als bisher einzige Herpesviren keinen Trivialnamen erhalten haben.

HHV-6 wurde 1986 von einem Forscherteam entdeckt. In einem Artikel im Wissenschaftsjournal *Science* wurde von der Entdeckung berichtet[46]. Das Virus wurde aus Material von Patienten mit AIDS oder lymphoproliferativen Erkrankungen (Vermehrung der Lymphozyten – weiße Blutkörperchen) isoliert, was bereits Rückschlüsse auf die Pathogenität erlaubte. Im Laufe der Zeit fanden die Forscher heraus, dass es zwei Varianten des HHV-6 gibt. Man nannte sie HHV-6A und HHV-6B. An den genauen Unterschieden der beiden Typen wird noch geforscht. Einige sprechen aufgrund dieser Einteilung aber sogar von neun humanen Herpesviren.

Man geht davon aus, dass sich die meisten in der Kindheit mit HHV-6 anstecken. Bei gesunden Personen geht das Virus, wie alle Herpesviren, in einen latenten Zustand über und verbleibt ein Leben lang im Körper. Da die Entdeckung von HHV-6 noch nicht so lange zurückliegt, ist die Forschung noch immer damit beschäftigt, alle Symptome und Manifestationen zu untersuchen. Bisher gibt es eine lange Liste möglicher Symptome. Von Fieber über Gehirnentzündung bis hin zu Tumorerkrankungen wird viel diskutiert und untersucht[28]. Wie bei anderen Herpesviren verlaufen aber die meisten Infektionen asymptomatisch und der Betroffene merkt ein Leben lang nichts davon.

Erinnert ihr euch, dass ich behauptet habe, dass die DNA der Herpesviren nicht in unser Genom integriert wird? Na ja, wie so oft bestätigen Ausnahmen die Regel. HHV-6 ist nämlich bei ca. 1 % der Bevölkerung in das Genom integriert und kann somit auch an Nachkommen weitervererbt werden[47]. Bei Personen, die HHV-6 im Genom tragen, kann es leicht zu einer Fehldiagnose einer aktiven HHV-6-Infektion kommen. Da HHV-6 bei diesen Personen in jeder Zelle vorhanden ist, kann sich – je nach Nachweismethode – eine hohe Kopienzahl an HHV-6 ergeben. Dann kann fälschlicherweise von einer hohen Virusproduktion ausgegangen werden.

Auch wenn sich HHV-6 und HHV-7 in vielen Punkten sehr ähnlich sind, scheint HHV-7 – im Gegensatz zu HHV-6 – nicht ins menschliche Genom integriert zu werden. Ich möchte mich hier aber nicht zu weit aus dem Fenster lehnen, denn es gibt erste Hinweise, dass dies in sehr seltenen Fällen möglich ist[48]. In den nächsten Jahren wird sich zeigen, ob dies eine Ausnahme ist oder häufiger der Fall, als Forscher bisher annehmen.

HHV-7 wurde nur vier Jahre nach HHV-6, im Jahr 1990 entdeckt[49]. Auch von HHV-7 kennen wir noch lange nicht alle Auswirkungen. Die Unterscheidung zum humanen Herpesvirus 6 wird vor allem auf Genebene getroffen. Die beiden Herpesviren sind sich zwar viel ähnlicher als andere Herpesviren, dennoch ist ihre DNA verschieden genug, um sie als zwei unterschiedliche Herpesviren zu klassifizieren. Generell gibt es über die humanen Herpesviren 6 und 7 noch viel zu entdecken.

Steckbrief

Name:	Humanes Herpesvirus 6 / Humanes Herpesvirus 7
Bekannt als:	-
Abkürzung:	HHV-6 / HHV-7
Übertragung:	Körperflüssigkeiten, z.B. Speichel, Urin, Blut, Genitalsekrete usw.
Unterfamilie:	Betaherpesviren
Ansteckung:	meist in der Kindheit, auch später möglich
Symptome:	meist asymptomatisch; Symptome einer Primärinfektion oder Reaktivierung noch unklar; schwerwiegende Symptome vor allem bei immungeschwächten Personen (z.B. Gehirnentzündung oder Lungenentzündung)
Behandlung:	antivirale Medikamente
Impfung möglich:	nein

Humanes Herpesvirus 8 (Kaposi-Sarkom-Herpesvirus – KSHV)

Noch jünger in unseren Lehrbüchern als die beiden Herpesviren HHV-6 und -7 ist nur das Herpesvirus 8, auch Kaposi-Sarkom-Herpesvirus (KSHV) genannt. Im Jahr 1994 wurde in der medizinischen Forschung von einem spektakulären Fund berichtet[50]. Eine Forschergruppe untersuchte Gewebe einer bestimmten Tumorsorte, die nach ihrem Entdecker Kaposi-Sarkom benannt ist. Das Kaposi-Sarkom tritt vor allem in Zusammenhang mit AIDS auf und äußert sich meist als braune oder bläulich erscheinende Knoten der Haut. Auch die inneren Organe und die Schleimhäute können vom Kaposi-Sarkom befallen sein. Dass das Kaposi-Sarkom vor allem bei AIDS-Patienten auftritt, hängt mit der Schwächung des Immunsystems zusammen. Das Forscherteam stellte fest, dass in über 90 % dieser Tumore eine einzigartige, bis dahin unbekannte Genomsequenz vorhanden war. Sofort wurde diese Sequenz mit anderen in Datenbanken zur Verfügung stehenden Sequenzen verglichen. Dabei wurden Ähnlichkeiten dieser Sequenz mit den Sequenzen von Herpesviren und vor allem mit der von EBV festgestellt. Die Forscher waren sich ihrer Sache sicher: Sie hatten ein neues humanes Herpesvirus entdeckt. Und sie hatten recht. Das bis dato unbekannte humane Herpesvirus war das achte im Bunde (HHV-8) und wurde aufgrund seiner Ähnlichkeit zu EBV den Gammaherpesviren zugeordnet.

Die Forscher hatten nicht nur ein weiteres Herpesvirus entdeckt, sondern auch aufgedeckt, dass HHV-8 der Erreger des Kaposi-Sarkoms zu sein scheint. HHV-8 erhielt daher den Namen Kaposi-Sarkom-Herpesvirus (KSHV). Aber das war noch nicht alles. Nach diesem Fund wurden weitere Tumorarten auf die Präsenz dieses Virus untersucht. Dabei wurde festgestellt, dass auch bei anderen Tumoren, wie dem Körperhöhlen-Lymphom und der Castleman-Erkrankung, KSVH nachweisbar ist[51]. Aufgrund dessen wurde KSHV von der International Agency for Research and Cancer, der Internationalen Agentur für Krebsforschung, als Klasse I (höchste Gefahr) krebserregend eingestuft.

Aber reicht allein eine Infektion mit KSHV für eine Krebserkrankung aus? Bilden alle KSHV-Infizierten zwangsläufig Tumore? Nachdem dieses interessante neue Herpesvirus entdeckt worden war, wurde seine Verbreitung in der menschlichen Population untersucht. Dabei stellten sich große demografische Unterschiede heraus: Während in Europa und Nordamerika weniger als 5 % aller Personen mit KSHV infiziert sind, sind es in Afrika über 50 % der Bevölkerung[30]. Würde KSHV generell zu Tumoren führen, müsste in Afrika somit jeder Zweite an Krebs erkranken. Da dies offensichtlich nicht der Fall ist, scheint die bloße Infektion mit KSHV nicht zu einer Krebserkrankung zu führen. Wie bereits erklärt, treten diese Tumore bei Menschen mit einem geschwächten Immunsystem auf, was zum Beispiel bei AIDS-Patienten der Fall ist. Welche weiteren Faktoren eine Rolle spielen, wird derzeit noch untersucht.

Der Hauptübertragungsweg von KSHV ist vermutlich über Speichel und andere Sekrete. Die Symptome einer Primärinfektion mit KSHV sind nicht ganz klar und eher unspezifisch. In der Literatur findet sich bisher nicht sehr viel darüber. In den wenigen vorhandenen Studien werden Symptome wie Hautausschlag, Durchfall, Fieber oder Erschöpfung beschrieben[52].

Steckbrief

Name: Humanes Herpesvirus 8

Bekannt als: Kaposi-Sarkom-Herpesvirus

Abkürzung: KSHV

Namensherkunft: benannt nach dem Kaposi-Sarkom (Tumor), in dem es erstmals entdeckt wurde

Unterfamilie: Gammaherpesvirus

Übertragung: Körperflüssigkeiten (Speichel, Urin, Blut, Genitalsekrete usw.)

Ansteckung: immer möglich

Symptome: meist asymptomatisch; Symptome einer Primärinfektion oder Reaktivierung noch unklar; schwerwiegende Symptome vor allem bei immungeschwächten Personen (z.B. Tumorbildungen)

Behandlung: keine Behandlung möglich

Impfung möglich: nein

Kapitel 4: CMV – die stille Bürde der Gesellschaft

Vielleicht hat sich der eine oder andere von euch gewundert, dass der Abschnitt über CMV in der Herpesviren-Vorstellrunde recht knapp ausfiel. Über Symptome oder Krankheitsbilder habt ihr bisher noch nichts Genaueres erfahren. Das hat den einfachen Grund, dass ich CMV gerne eine Sonderstellung in diesem Buch geben möchte. Es mag sein, dass ich hier parteiisch bin, weil ich mich in meiner Masterarbeit mit CMV beschäftigt habe und dies nun auch das Thema meiner Doktorarbeit ist. Dennoch bin ich der festen Überzeugung, dass CMV in unserer Gesellschaft ein vernachlässigtes Thema ist. Ich würde sogar behaupten, dass es ein vernachlässigtes Problem ist.

Wer hat vor dem Lesen dieses Buches jemals von CMV gehört? Wer wusste, um was es sich dabei handelt? Zugegeben – auch ich hatte vor meiner Masterarbeit noch nie von CMV gehört bzw. wusste nicht, um was es sich dabei handelt.

Grundsätzlich wird CMV in der Gesellschaft wenig Beachtung geschenkt. Wer hat hingegen schon einmal von Trisomie 21, auch Down-Syndrom genannt, gehört? Vermutlich so gut wie jeder. Die wenigsten hätten aber wohl gedacht, dass es wahrscheinlicher ist, ein Kind zu bekommen, das mit CMV infiziert ist, als ein Kind mit Trisomie 21. Die Wahrscheinlichkeit, ein Kind mit Trisomie 21 zu gebären, wird auf ca. 1 von 1.000 bis 1 von 700 geschätzt[53]. Zahlreiche Faktoren, wie das Alter oder der Lebensstil der Mutter, sollen hierbei eine Rolle spielen. Die Wahrscheinlichkeit, ein Kind mit einer CMV-Infektion bereits bei der Geburt zu bekommen, wird in Deutschland hingegen auf ca. 1 von 140 geschätzt[54].

Aber wie viele Schwangere sind sich der Gefahr einer CMV-Infektion ihrer Babys überhaupt bewusst oder wurden gezielt darüber informiert? In einer Studie aus den USA wurden unterschiedliche Schwangerschaftsratgeber und Webseiten auf den Informationsgehalt zum Thema CMV untersucht[55]. Glücklicherweise waren die Informationen über CMV weitgehend korrekt, jedoch stand die Gewichtung in keinem Verhältnis zur Relevanz. Das Thema CMV war, verglichen mit den Risiken, deutlich unterrepräsentiert im Verhältnis zu anderen Schwangerschaftsrisiken und fehlte in vielen Fällen gänzlich.

Lassen wir Zahlen sprechen

Laut Statistischem Bundesamt wurden in den Jahren 2016 und 2017 in Deutschland jeweils rund 800.000 Kinder geboren. Viele dieser Kinder kommen bereits mit einer CMV-Infektion auf die Welt. Eine CMV-Infektion, die schon vor der Geburt besteht, wird als „kongenital" bezeichnet, was so viel wie angeboren bedeutet. Die exakte Rate einer kongenitalen CMV-Infektion bei Neugeborenen wird noch diskutiert und in verschiedenen Studien untersucht. Je nach geografischer Lage wird sie meistens auf ca. 0,2–2 % geschätzt[54]. Bei uns in Deutschland liegt sie vermutlich bei etwa 0,7 %, manchen Studien zufolge aber bei bis zu 4 %[56]. Der Einfachheit halber rechne ich in diesem Zahlenbeispiel mit einem Prozent und mit einer Million Geburten in Deutschland pro Jahr. Demnach werden pro Jahr etwa 10.000 Babys mit einer kongenitalen CMV-Infektion geboren.

Die Anzahl der infizierten Kinder, die bereits bei der Geburt Symptome aufweisen, wird auf 12,7 % geschätzt[57]. Auf 13 % aufgerundet haben somit 1.300 der Neugeborenen in Deutschland bereits bei der Geburt Symptome. Leider sterben ca. 4 %[58], also 52 der symptomatischen Kinder bereits bei der Geburt. Von den übrigen 1.248 leiden 40–60 % an dauerhaften Schäden[57]. Bei einem Mittelwert von 50 % wären das 624 der Neugeborenen. Diese haben kognitive und motorische Einschränkungen, Gehörverlust oder Sehbehinderung, manche auch eine Kombination dieser Beeinträchtigungen.

Das sind mit Sicherheit mehr, als die meisten vermutet hätten – und über diejenigen Kinder, die nicht unmittelbar nach der Geburt Behinderungen aufweisen, habe ich noch gar nicht gesprochen. Zwar gibt es hier glücklicherweise keine Todesfälle, dennoch können diese Kinder Spätfolgen entwickeln, und etwa 13,5 % leiden an permanenten Schäden. Somit haben auch von diesen 8.700 Neugeborenen in unserem Zahlenbeispiel 1.175 Langzeitschäden. Häufige Folgen sind Gehörverlust oder Beeinträchtigungen des Gehörs. Es wird angenommen, dass CMV für jeden fünften Gehörverlust bei Kindern verantwortlich ist. Dieser Gehörverlust kann sich sogar erst Jahre später entwickeln[59].

Insgesamt werden also ca. 1.800 unserer 1.000.000 Neugeborenen ein Leben lang unter der kongenitalen CMV-Infektion leiden. Bei diesem Beispiel werden nur die Kinder betrachtet, die tatsächlich geboren werden. Die Zahl der Fehlgeburten, die auf eine CMV-Infektion zurückzuführen sind, ist nicht bekannt.

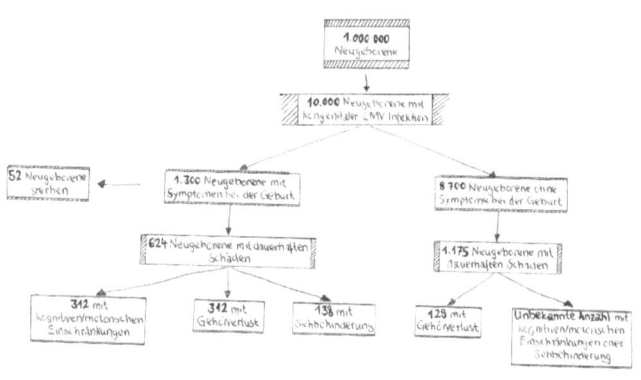

Abbildung 12:   Risiko einer kongenitalen CMV Infektion bei Neugeborenen und mögliche Folgen

CMV in der Schwangerschaft: ein ignoriertes Risiko

Viele mag dieses Zahlenbeispiel geschockt haben. Diese Zahlen sollen aber auch schocken, weil sie kein fiktives Beispiel sind, sondern Realität. Und das ist nicht nur in Deutschland der Fall, sondern CMV ist ein globales Problem. Alleine in den USA werden jedes Jahr rund 30.000 Babys mit einer kongenitalen CMV-Infektion geboren[60].

Jedes Jahr kommen also Tausende Säuglinge mit einer kongenitalen CMV-Infektion auf die Welt, und Tausende von ihnen leiden an Symptomen wie Schäden des zentralen Nervensystems, Sehbehinderungen und vor allem Beeinträchtigungen bis hin zum kompletten Verlust des Gehörs. Nicht zu vergessen sind außerdem die vielen Todesfälle, die möglicherweise durch eine kongenitale CMV-Infektion bedingt sind.

Die meisten werdenden Eltern haben noch nie etwas von CMV gehört. Noch weniger ist ihnen ist die Gefahr einer CMV-Infektion während der Schwangerschaft bewusst. In Deutschland trägt jedoch jeder Zweite das Virus latent im Körper. Kaum einer bemerkt etwas von einer Infektion, da die Primärinfektion in den meisten Fällen ohne Symptome verläuft. Manchmal kann es zu unspezifischen Symptomen wie Fieber, Husten oder grippeartigen Symptomen kommen, die dem Pfeifferschen Drüsenfieber ähneln. Die Diagnose „CMV" würde bei diesen Symptomen vermutlich nur in den seltensten Fällen gestellt werden. Wozu auch? Für gesunde Menschen mit einem funktionierenden Immunsystem stellt CMV keinerlei Gefahr dar. Es lässt sich gut mit CMV leben.

Prinzipiell kann man sich ein Leben lang mit CMV anstecken, die Infektion erfolgt aber meist bereits in der Kindheit. CMV wird vor allem über Körperflüssigkeiten wie Speichel,

Urin, Tränenflüssigkeit, Genitalsekret, Blut oder auch Muttermilch übertragen. Da insbesondere Kleinkinder größere Virusmengen in Körpersekreten ausscheiden können, stecken sich viele Kinder im Kindergarten oder in Kindertagesstätten mit CMV an. Für Kleinkinder und Kinder ist eine CMV-Infektion meist unbedeutend und wird selten als solche wahrgenommen.

Für Föten und Neugeborene kann eine CMV-Infektion jedoch verheerend sein. Bei einer Infektion des Fötus bereits vor der Geburt wird das Virus über die Plazenta auf den Fötus übertragen. Ist die Mutter eines Säuglings latent mit CMV infiziert, kann das Virus auch beim Stillen über die Muttermilch auf das Kind übertragen werden. Insbesondere bei Frühchen kann eine Infektion direkt nach der Geburt zu Komplikationen führen. Es konnte gezeigt werden, dass kurzes Pasteurisieren (Erhitzen) von Muttermilch die Infektionsrate deutlich reduzieren kann[61]. Auch eine Infektion während der Geburt ist möglich. In Ländern mit einer höheren Durchseuchungsrate als Deutschland infizieren sich die meisten Kinder bereits im ersten Lebensjahr.

Wenn eine Infektion mit CMV aber im Grunde doch harmlos ist, warum leiden dann so viele Neugeborene unter den Folgen? Ein Fötus verfügt nicht über das gleiche Immunsystem wie ein Erwachsener. Es ist außerdem nicht mit dem von Kindern oder Kleinkindern zu vergleichen. Lange Zeit nahm man an, dass es schlichtweg unfertig sei und der Fötus sich vor allem am Immunsystem der Mutter bedient. Neueste Forschungsergebnisse zeigen zwar, dass das Immunsystem eines Fötus weit mehr kann als bisher vermutet[62], es ist aber dennoch nicht mit dem eines Erwachsenen gleichzusetzen. Der Fötus hat somit noch nicht die Abwehrkräfte, über die

Erwachsene verfügen, und kann sich daher nicht auf dieselbe Weise gegen CMV verteidigen.

Es ist wichtig, diagnostisch zwischen einer CMV-Infektion vor und nach der Geburt zu unterscheiden. Eine Infektion noch im Mutterleib kann direkt nach der Geburt im Urin oder im Speichel der Neugeborenen nachgewiesen werden. Dies sollte jedoch in den ersten zwei Lebenswochen geschehen, da ansonsten der Infektionszeitpunkt des Babys nicht mehr bestimmt werden kann.

Insbesondere der Infektionszeitpunkt der Mutter während der Schwangerschaft hat Auswirkungen auf die Folgen für das Ungeborene. So führt eine CMV-Infektion im dritten Trimester (letztes Drittel) der Schwangerschaft zwar in bis zu 80 % der Fälle zu einer Übertragung von CMV auf den Fötus, es sind jedoch nur selten Symptome zu beobachten und der Fötus hat meist keine Langzeitschäden zu befürchten.

Erfolgt die Primärinfektion der Mutter mit CMV jedoch bereits im ersten Trimester, führt das im Falle einer Übertragung bei 50 % der Ungeborenen zu Schäden bei der Geburt oder zu Spätfolgen, zum Beispiel geistiger Behinderung und Mikrozephalie (kleiner Kopf bei der Geburt, geht mit geistiger Behinderung einher). Trotz des hohen Risikos für Schäden oder Spätfolgen ist das Übertragungsrisiko im ersten Trimester mit ca. 20–40 % am geringsten. Im zweiten Trimester kommt es eher selten zu Symptomen. Meist treten Spätfolgen dann auf, wenn die Infektion am Anfang des zweiten Trimesters stattgefunden hat. Die Primärinfektion einer Schwangeren während des ersten Trimesters stellt also die größte Gefahr für das Ungeborene dar.

Ist die Mutter bereits vor der Schwangerschaft latent mit CMV infiziert, hatte ihr Immunsystem im Vorfeld Zeit, an einer Abwehr zu tüfteln. Daher reduziert sich das Risiko einer kongenitalen CMV-Infektion erheblich um bis zu 70 %[63].

Wie alle Herpesviren ist auch CMV zu einer Reaktivierung in der Lage. Dabei geht das Virus vom latenten zurück in den produktiven Zustand, in dem aktiv Viruspartikel hergestellt werden. Dies kann auch während einer Schwangerschaft passieren. Die Gefahr für den Fötus hierbei wird aber als relativ gering eingeschätzt[64].

Noch gar nicht so lange ist man sich außerdem der Gefahr bewusst, dass sich auch latent infizierte Schwangere mit einem neuen Virusstamm infizieren können. Wie bei Tieren, Insekten oder Pflanzen gibt es auch von Viren unterschiedliche Stämme. Die verschiedenen CMV-Stämme gehören zwar alle zur Gattung der Cytomegaloviren, können aber charakteristische Unterschiede aufweisen, wie beispielsweise Abwandlungen von speziellen Proteinen. Generell muss diagnostisch erst einmal nicht zwischen den jeweiligen Stämmen unterschieden werden, da sich die Auswirkungen und Symptome nicht unterscheiden. Die Infektion mit einem neuen CMV-Stamm wird als nicht-primäre Infektion bezeichnet. Eine nicht-primäre CMV-Infektion während der Schwangerschaft kann genauso zu einer kongenitalen CMV-Infektion beim Fötus führen[65,66]. Auch hier kann es zu Langzeitschäden beim Kind kommen. Wie häufig es zu einer Infektion mit einem neuen CMV-Stamm während der Schwangerschaft kommt und wie wahrscheinlich eine Übertragung an den Fötus ist bzw. wie häufig Langzeitschäden beim Kind vorkommen, wird aktuell noch in Studien untersucht. Es wird geschätzt, dass es bei ca. 1 % der CMV-positiven Mütter während der Schwangerschaft zu einer Reaktivierung oder Infektion mit einem neuen CMV-Stamm kommt[67].

Unabhängig vom Infektionszeitpunkt und einer bereits zurückliegenden Infektion verlaufen CMV-Infektionen und Reaktivierungen wie bei fast allen Personen auch bei Schwangeren meist asymptomatisch ab. Eventuelle Symptome wie Fieber, Kopfschmerzen oder grippeähnliche Symptome werden nicht mit einer CMV-Infektion in Verbindung gebracht. Die meisten Schwangeren wissen somit überhaupt nicht von ihrer CMV-Infektion und einer möglichen Gefahr für ihr Kind.

Generell stellt eine Primärinfektion der Mutter mit CMV, vor allem im ersten Trimester, das größte Risiko für das Ungeborene dar.

Tabelle 2: Übertragungsraten von CMV auf den Fötus und die Wahrscheinlichkeit für Schäden oder Spätfolgen während der Trimester[68–71]

Trimester	Wahrscheinlichkeit einer Übertragung von CMV auf den Fötus	Risiko für Schäden bei der Geburt oder Spätfolgen beim Kind
1	20–40 %	größtes Risiko; ca. 50 % der Föten leiden an Spätfolgen
2	25–45 %	eher keine, falls doch, meist nach einer Infektion im frühen zweiten Trimester
3	bis zu 80 %	in den meisten Fällen keine Symptome

Wahrnehmung von CMV in der Gesellschaft

Wie kann es sein, dass trotz des hohen Risikos einer kongenitalen CMV-Infektion in der Schwangerschaft und den damit verbundenen Schäden des Kindes diesem Thema in der Gesellschaft so wenig Beachtung geschenkt wird?

Ihr erinnert euch sicher noch an meine ergebnislose Suche nach Weihnachtsgeschenken im Dezember 2018. In der Kategorie Bücher des größten Onlinehändlers dieser Erdhalbkugel erhielt ich mit dem Schlagwort „CMV" nur eine Auswahl an bunten Pappbilderbüchern. Damit hatte ich nicht gerechnet. Ehrlich gesagt hatte ich als erstes Ergebnis eine Reihe von Schwangerschaftsratgebern erwartet. Um den Suchmaschinen nachträglich etwas auf die Sprünge zu helfen, verfeinerte ich meine Suchanfrage. Ich durchsuchte nochmals die Kategorie Bücher, dieses Mal direkt nach „Schwangerschaftsratgebern". Die „Blick ins Buch"-Funktion erlaubte mir den Blick in die Register einiger vorgeschlagener Werke. Nur in etwa der Hälfte der von mir geprüften Bücher konnte ich etwas über CMV finden. Unter dem Begriff „Zytomegalie" (die Schreibweise mit „Z" ist ebenfalls möglich) standen einige Sätze über die Krankheit. Um meine Suche zu präzisieren, tippte ich nun „CMV in der Schwangerschaft" in die Suchleiste und gab allen verfügbaren Kategorien die Chance, mir den besten Treffer zu liefern. Jetzt musste doch etwas Passendes dabei sein! Null Ergebnisse war meine Ausbeute. Da half auch die Schreibweise nichts, denn auch unter „Zytomegalie in der Schwangerschaft" gab es keinen Treffer. Stattdessen wurde mir Tee angeboten, der für Schwangere wichtig zu sein scheint.

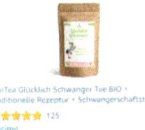

Für "CMV in der Schwangerschaft" wurden **0 Ergebnisse** gefunden

Verwenden Sie eine geringere Anzahl von Suchbegriffen oder verwenden Sie die folgenden

GESPONSERT VON JOVITEA

Schwanger? Diese Tees sind
für dich wichtig

Jetzt einkaufen ›

JoviTea Glücklich Schwanger Tee BIO •
Traditionelle Rezeptur • Schwangerschaftst...

★★★★★ 125

✓prime

Abbildung 13:   Screenshot meiner Suchanfrage mit dem Schlagwort
„CMV in der Schwangerschaft"[72]. Datum:
02.01.2019, 15:22 Uhr

Anfang 2019 führte ich rein interessehalber eine Onlineum-
frage zum Thema: „Wahrnehmung von CMV in der Gesellschaft" durch. Kurz und prägnant wollte ich mit sechs Fragen
das Bewusstsein für CMV abfragen. Ich fragte meine Teilnehmer nach ihrem Alter, ihrem Geschlecht, ob sie Kinder haben
und natürlich, ob sie je von CMV gehört hatten.

Munter teilte ich meine Umfrage in sozialen Netzwerken,
stellte sie in Umfrageportale und schickte sie an Familie,
Freunde und Bekannte. Insgesamt nahmen sich 170 Personen
die Zeit, meine Fragen zu beantworten – eine bunte Mischung
aus Personen verschiedener Altersgruppen, mit und ohne Kinder. Das Ergebnis war durch die Bank ernüchternd: 149 der
170 Personen, also ca. 88 %, hatten noch nie etwas von CMV
gehört, weitere 7 (ca. 4 %) waren sich nicht sicher. Der Bekanntheitsgrad von CMV unter allen Teilnehmern dieser Umfrage lag also bei gerade einmal knapp 8 %. Es lässt sich

natürlich darüber streiten, ob diese Umfrage repräsentativ ist. Dennoch lässt sie erahnen, dass das Thema CMV in den Köpfen der meisten nicht sehr präsent ist.

Vorsorge ist besser als Nachsorge!

Dass die Wahrnehmung von CMV in der Gesellschaft sehr zu wünschen übriglässt, dürfte diese kleine Umfrage gezeigt haben. Aber warum ist das so? Das Zahlenbeispiel für Deutschland hat jedenfalls gezeigt, dass die Relevanz durchaus gegeben wäre. Weltweit werden jedes Jahr mehrere tausend Kinder mit einer kongenitalen CMV-Infektion geboren.

Von den 170 Teilnehmern meiner Umfrage gaben 48 an, Kinder zu haben. Neun davon, also 19 %, hatten bereits in irgendeiner Weise von CMV gehört. Das sind nicht viele, aber im Vergleich zu den restlichen Teilnehmern immerhin die Spitzenreiter. Der Bekanntheitsgrad von CMV unter den kinderlosen Teilnehmern lag nur bei etwa 3 %. Die überwiegende Mehrheit der Teilnehmer war weiblich; 31 der 115 weiblichen Teilnehmerinnen haben Kinder. Neun dieser Frauen mit Kindern hatten bereits von CMV gehört. Hiermit sind die Mütter in dieser Umfrage mit einem CMV-Bekanntheitsgrad von 29 % zwar ungeschlagen, dennoch hätte ich mir speziell in dieser Gruppe noch mehr erhofft. Immerhin hatten sie den Männern einiges voraus, denn nicht ein einziger Mann mit Kindern hatte jemals von CMV gehört. Generell hatten überhaupt nur 2 der 54 teilnehmenden Männer von CMV gehört. Dass die Frauen bei diesem Thema prinzipiell einen Vorteil gegenüber den Männern haben, hatte ich vermutet. Leider gaben nur drei der Frauen mit Kindern an, über ihren Arzt mit diesem Thema in Berührung gekommen zu sein. Ich hatte erwartet, dass der Besuch des Gynäkologen während der Schwangerschaft dieser Gruppe einen Wissensvorteil verschafft.

Da ich selbst noch keine Kinder habe, kenne ich das gynäkologische Prozedere bei Schwangerschaften nicht. Wie sieht die Informationspolitik dahingehend aus? Wird CMV bei einer

Schwangerschaft standardmäßig getestet? All dies waren Fragen, denen ich unbedingt nachgehen musste.

Ob man bereits mit CMV in Kontakt gekommen ist, also die Primärinfektion bereits hinter sich hat, kann mit einem einfachen Test untersucht werden. Eine Infektion mit CMV ruft eine Reaktion des Körpers hervor. Das Immunsystem wird aktiv und es werden Antikörper gebildet. Antikörper sind spezielle Proteine, die fremde Strukturen erkennen und den Körper warnen können. Diese Antikörper können im Blut nachgewiesen werden und verraten, ob man mit CMV infiziert wurde. Bei genauerer Analyse kann man anhand der Antikörper sogar zwischen einer Primärinfektion und einer bereits zurückliegenden Infektion unterscheiden.

Der CMV-Status eines jeden kann also durch einen simplen Bluttest bestimmt werden. Als ich meine Arbeit mit CMV begann, wurde auch mein CMV-Status getestet. Die Analyse zeigte, dass ich positiv für CMV bin, also irgendwann in meinem Leben bereits mit CMV in Kontakt gekommen bin und daher Antikörper gegen CMV im Blut habe.

Aber wie viele Menschen da draußen kennen ihren CMV-Status? Und macht es überhaupt Sinn, diesen zu kennen? Es kamen so viele Fragen auf, die sich mir bis dahin nicht gestellt hatten, obwohl sich meine Forschung tagein, tagaus um CMV dreht. Vielleicht denkt der eine oder andere an dieser Stelle: So naiv kann man doch gar nicht sein. Tatsächlich hat aber die Grundlagenforschung, in der ich tätig bin, mit den tatsächlichen Symptomen und Auswirkungen einer Krankheit nur wenig zu tun. Naturwissenschaftler wie ich sind keine Mediziner. Man kann an einem Gen, einem Protein oder einem bestimmten Mechanismus forschen, ohne genau zu wissen, welche klinischen Symptome beim Menschen auftreten oder wie diese behandelt werden. Diese Herangehensweise mag man verbesserungswürdig finden, aber gerade junge Wissenschaftler wären sonst überfordert und das Verständnis des großen Ganzen ergibt sich oft erst im Laufe der Arbeit. Hat man die wichtigsten Handgriffe und Methoden im Labor erlernt, erfolgt oft erst die tiefergehende Auseinandersetzung mit dem Forschungsobjekt. Zwar sind mir die Symptome und Auswirkungen von CMV durchaus schon längere Zeit geläufig, jedoch sind mir die Regularien fremd: Was wird Schwangeren geraten? Finden standardmäßig CMV-Screenings statt?

Zunächst führte ich mir die Mutterschafts-Richtlinien des Gemeinsamen Bundesausschusses zu Gemüte[73]. Dies sind Richtlinien über die ärztliche Betreuung während der Schwangerschaft und nach der Entbindung (zuletzt geändert am 21. April 2016). Im gesamten Dokument konnte ich kein Wort über CMV finden, womit ich nicht gerechnet hatte. CMV scheint keinen Eingang in dieses Dokument gefunden zu haben. Auf der Homepage des Robert Koch-Instituts (RKI) wurde ich im RKI-Ratgeber (Stand 20. Januar 2014) fündig[74]. Dort ist beschrieben, dass die derzeitigen Mutterschafts-Richtlinien keine Bestimmung des CMV-Status bei Schwangeren oder Frauen mit Kinderwunsch vorsehen. Das hatte ich bereits feststellen müssen. Im Handbuch *Infektionen bei Kindern und Jugendlichen* der Gesellschaft für Pädiatrische Infektiologie wird werdenden Müttern jedoch empfohlen, am besten bereits vor der Schwangerschaft ihren CMV-Status bestimmen zu lassen. Da dies in den Mutterschafts-Richtlinien nicht vorgesehen ist, fällt dies bei den gesetzlichen Krankenkassen unter die kostenpflichtigen, individuellen Gesundheitsleistungen (IGeL).

Die Frage, die mir in diesem Moment in den Kopf schoss, war, ob in diesem Fall das „individuell" wohl für die Mutter oder den Fötus steht. Wie würde wohl ein Fötus diese individuelle Gesundheitsleistung bewerten? Mir ist natürlich klar, dass die Mutter das Entscheidungsrecht hat, das ihr auch absolut zusteht. Aber wie kann sie über etwas eine fundierte Entscheidung treffen, von dem sie noch nie gehört hat?

Den Homepages einiger Krankenkassen konnte ich entnehmen, dass die Kosten für die Bestimmung des CMV-Status nur vereinzelt als Sonderleistungen übernommen werden[75].

Aber werden Schwangere von ihren Frauenärzten mit diesem Thema konfrontiert und wird ihnen die Option eines CMV-Tests nahegelegt? Anhand meiner Umfrage würde ich diese Frage aktuell mit „nein" beantworten. Leider kenne ich nicht allzu viele junge Mütter, die in den letzten Jahren Kinder bekommen haben. Jedoch fiel mir eine Freundin mit zwei kleinen Kindern im Alter von 2 und 4 Jahren ein. Sofort zückte ich mein Handy und schrieb ihr eine Nachricht. Ohne groß um den heißen Brei herumzureden, fragte ich sie, ob sie sich an ein Gespräch über CMV mit ihrem Frauenarzt während der Schwangerschaften erinnern kann oder ob ihr ein solcher Test angeboten wurde. Ihre Antwort kam prompt: „Von einem Cytomegalovirus/Zytomegalievirus habe ich bewusst noch nicht gehört. Ich kann mich auch nicht daran erinnern, ob das beim Frauenarzt aufkam. Da werden dir, nach Feststellung der Schwangerschaft, in 20 Minuten 100 verschiedene und für dich neue Dinge erklärt, das kannst du gar nicht alles aufnehmen!" Ich nahm mir vor, mich bei meinem nächsten Frauenarztbesuch nach dem Vorgehen bezüglich dieses Themas zu erkundigen.

Dennoch konnte ich die Frage, ob die Feststellung des CMV-Status notwendig ist, noch nicht eindeutig beantworten. Die Primärinfektion mit CMV während der Schwangerschaft stellt ohne Frage das größte Risiko für den Fötus dar. Dennoch können auch nicht-primäre Infektionen zu Schäden beim Fötus führen. Ist es dann überhaupt entscheidend, den CMV-Status im Vorfeld zu kennen? Was würde dies ändern? Gibt es überhaupt eine Behandlungsmöglichkeit im Falle einer Übertragung? Auf diese Frage gibt es im Moment eine kurze Antwort: Nein! Für CMV ist keine Impfung verfügbar und die gängigen antiviralen Medikamente, auch Virostatika genannt, sind für Schwangere nicht offiziell zugelassen.

Das Beste wäre natürlich, eine Impfung zur Verfügung zu haben, die man CMV-negativen Frauen bereits vor der Schwangerschaft anbieten könnte. Im Idealfall verhindert diese dann zuverlässig eine kongenitale CMV-Infektion des Fötus, sollte die werdende Mutter im Laufe der Schwangerschaft mit CMV in Kontakt kommen. Das Risiko einer Primärinfektion, die wie erwähnt die größte Gefahr darstellt, wäre damit gebannt.

Es gibt viele Ansätze, einen Impfstoff gegen CMV zu entwickeln, und die Forschung dazu läuft[76]. Ein Forscherteam berichtete im Jahr 2005 im *New England Journal of Medicine* von einem CMV-Impfstoff, der immerhin eine Erfolgsrate von 50 % aufwies[77]. Wer weiß, vielleicht gelingt es Forschern eines Tages, einen Impfstoff zu entwickeln, der wirklich zuverlässig gegen eine CMV-Infektion schützt?

Die gängigen CMV-Medikamente, die zur Behandlung eingesetzt werden können, sind für Schwangere nicht zugelassen. Denn sie können teils erhebliche Nebenwirkungen haben und somit auch giftig für den Fötus sein. Dennoch gibt es Studien, die die Effekte und Wirksamkeit dieser antiviralen Medikamente gegen eine kongenitale CMV-Infektion untersuchen[78]. Unter ethischen Gesichtspunkten sind diese Studien eventuell fraglich, wenn auch prinzipiell nötig für eine mögliche Behandlung. Natürlich werden hierbei nur Föten in Studien mit einbezogen, bei denen bereits eine kongenitale Infektion festgestellt wurde. Außerdem werden diese Medikamente nur verabreicht, wenn von schweren Schäden auszugehen ist. Sowohl die Mutter als auch eine Ethikkommission werden vorher befragt und müssen ihr Einverständnis geben. Zudem werden natürlich keine gesunden Föten als Kontrollgruppe mit dem jeweiligen zu testenden Medikament behandelt.

Auch die Behandlung von Neugeborenen nach der Geburt mit diesen antiviralen Medikamenten wird untersucht[79]. Der Nutzen muss natürlich gegenüber den Nebenwirkungen überwiegen. Auch hier wird also der sogenannte Off-Label Use betrieben, das heißt, es werden Medikamente verabreicht, die für Neugeborene eigentlich nicht zugelassen sind. Man hat die Hoffnung, dass damit vor allem gravierende Schäden des zentralen Nervensystems eingegrenzt werden können, auch wenn diese Medikamente Nebenwirkungen haben können.

Ein anderer Ansatz für eine Therapie bietet meiner Meinung nach interessante Chancen auf Erfolg: Im Moment wird die Gabe von Antikörpern, auch Immunglobuline genannt, an Schwangere getestet. Hierbei sollen spezielle Antikörper verabreicht werden, die spezifisch CMV erkennen. Es gibt bereits sogenannte Hyperimmunglobulin-Präparate, die eine Mischung hochangereicherter Antikörper gegen einen bestimmten Erreger sind. Der größte und meiner Meinung nach entscheidende Vorteil ist dabei die Sicherheit. Antikörper sind dem Körper nicht fremd und führen deshalb nicht zu gravierenden Nebenwirkungen, wie dies bei antiviralen Medikamenten der Fall ist. Aktuell laufen Studien, die die Wirksamkeit dieser Präparate beweisen sollen. Hier könnte sich jedoch das Problem ergeben, dass die mütterliche Immunität den Fötus nicht vollständig vor einer kongenitalen Infektion schützt. Wie bereits beschrieben kann es auch bei CMV-positiven Müttern zu einer Übertragung auf den Fötus kommen. Dennoch könnten Antikörper für CMV-negative Mütter eine gute Möglichkeit sein, dieses Risiko präventiv zu reduzieren, vor allem hinsichtlich der sehr guten Verträglichkeit. All diese Therapieansätze können aber letztlich entweder nur behandeln, wenn es eigentlich oft schon zu spät ist, oder bieten keinen 100%igen Schutz. Einzig eine Impfung würde zuverlässig vor einer kongenitalen CMV-Infektion schützen.

Ihr seht, CMV wird die Forschung noch die nächsten Jahrzehnte beschäftigen. Kommen wir aber zurück zur ursprünglichen Frage: Ist es sinnvoll, seinen CMV-Status vor einer Schwangerschaft zu kennen? Ich will euch nicht länger auf die Folter spannen: Ja, ich meine, es ist durchaus sinnvoll. Aber warum, fragt ihr euch nun eventuell, wenn doch aktuell ohnehin keine Behandlungsmöglichkeiten zur Verfügung stehen. Jeder würde mir aber sicher zustimmen, dass eine Prävention einer Infektion ohnehin besser ist als eine nachträgliche Behandlung.

Interessant ist nämlich Folgendes: Es konnte gezeigt werden, dass bereits das Wissen über CMV und das Bewusstsein einer möglichen Ansteckungsgefahr das Risiko für eine Infektion reduziert[80]. In einer im Jahr 2015 veröffentlichten Studie wurden 331 CMV-negative Schwangere explizit über Risiken einer CMV-Infektion und mögliche Hygienemaßnahmen informiert. Dagegen standen 315 CMV-negative Schwangere, die keine derartigen Informationen erhielten. Vier der 331 geschulten Schwangeren infizierten sich während ihrer Schwangerschaft mit CMV, in der Kontrollgruppe, bei den ungeschulten Schwangeren, waren es dagegen 24 von 315. Drei der Neugeborenen der geschulten Gruppe wurden mit einer kongenitalen CMV-Infektion geboren, während es acht in der ungeschulten Gruppe waren. Natürlich kann eine Studie noch größer angelegt werden, aber über 600 CMV-negative Schwangere, die an Studien teilnehmen wollen, müssen erst einmal gefunden werden. Diese Studie ergab jedenfalls signifikant weniger CMV-Infektionen, wenn Mütter explizit über Ansteckungsgefahren und Folgen geschult wurden.

Diese Ergebnisse zeigen, dass bereits das Bewusstsein über mögliche Risiken die Schwangeren vor einer Infektion schützen kann. Durch Hygieneschulungen und Tipps, vor allem im Umgang mit Kleinkindern, kann das Risiko einer Infektion deutlich gesenkt werden. Da gerade Kleinkinder größere Virusmengen in sämtlichen Körpersekreten ausscheiden können, sollten vor allem Schwangere, die engen Kontakt zu Kleinkindern haben, dahingehend informiert werden. Insbesondere im Umgang mit den eigenen Kindern sollte im Fall einer Schwangerschaft auf eine besondere Hygiene geachtet werden. Auch Schwangere, die in Kindertagesstätten, Kinderkrippen oder sonstigen Einrichtungen arbeiten, sollten bestimmte Vorsichtsmaßnahmen ergreifen.

Im *Deutschen Ärzteblatt International* wurden 2017 Ratschläge zur Prävention einer CMV-Infektion in der

Schwangerschaft durch den Umgang mit Kindern gegeben[56]. Grundlegend ist der Kontakt mit Körperflüssigkeiten wie Speichel, Urin, Tränenflüssigkeit oder auch Nasensekret von Kleinkindern zu vermeiden. Diese Vorsicht gilt ebenso bei Spielzeugen, Schnullern oder Besteck, da hier der indirekte Kontakt zu einer Infektion führen kann. Frauen, die beruflich mit Kindern und Kleinkindern zu tun haben, sollten natürlich die gleiche Achtsamkeit walten lassen. Diese Maßnahmen sind jedoch, vor allem bei den eigenen Kindern, oft schwer im Alltag umzusetzen. Solange es jedoch keine sonstigen Präventionsmittel gibt, sollten diese Tipps zum Schutz der Ungeborenen beachtet werden.

Tabelle 3:   Vorsichtsmaßnahmen im Umgang mit Kindern zur Vermeidung einer CMV-Infektion*

unbedenklich	Kinder auf Stirn oder Wange küssen
	Umarmungen
Hygiene	Hände waschen (mit Wasser und Seife) vor allem nach: - Windeln wechseln - Füttern oder Baden von Kindern - Abwischen von Tränen, Speichel oder Nasensekret - Anfassen von Spielzeug Handschuhe tragen beim Umgang mit Objekten, an denen Speichel, Tränensekret oder Urin sein könnte
zu vermeiden	Kinder auf den Mund küssen
	Schnuller von Kindern in den Mund nehmen
	Essen vom gleichen Löffel oder aus der Flasche probieren
	Essensreste essen
	gleiches Besteck/den gleichen Teller benutzen
	gleiche Zahnbürste/gleiches Handtuch benutzen

*(Ratschläge zur Prävention einer CMV-Infektion während der Schwangerschaft. Übernommen vom *Deutschen Ärzteblatt International* 2017[56])

Auch beim Umgang mit einem CMV-positiven Partner sollten schwangere Frauen aufpassen. Denn ebenso wie bei Kindern können sie sich auch beim Partner mit CMV infizieren. Für eine CMV-negative Schwangere wäre somit die Bestimmung des CMV-Status auch beim Partner ratsam. Die Ansteckungsgefahr bei einem Sexualpartner ist aber vermutlich weitaus geringer als bei Kleinkindern. Dennoch kann es auch bei Erwachsenen zu einer Primärinfektion, einer Reaktivierung oder Infektion mit einem neuen CMV-Stamm kommen.

In diesen Fällen können sich auch Viruspartikel in Körperflüssigkeiten sammeln. Neben Speichel können sich vor allem in Samenflüssigkeit Herpesviren, unter anderem CMV, befinden[81]. Generell stellt somit sexueller Kontakt eine Ansteckungsgefahr dar.

Was aber, wenn das neue Leben nicht durch sexuellen Kontakt, sondern durch eine künstliche Befruchtung entsteht? Während meiner Doktorarbeit stieß ich auf das Thema CMV im Zusammenhang mit Samenspenden. Ich konnte keine rechtlichen Grundlagen finden, die vorgeben, dass Samenspenden auf CMV getestet bzw. (im Falle eines positiven Ergebnisses) ausgeschlossen werden müssen. Viele Samenbanken geben zwar an, dass sie nach Antikörpern gegen CMV suchen; diese Tests können aber unter Umständen nicht eindeutig sein. Diesbezüglich hätte ich strengere Vorgaben bzw. Richtlinien erwartet. Man will CMV-negativen Frauen das Virus ja nicht mit der Samenspende mitliefern.

Um die hohe Zahl von Neugeborenen mit einer kongenitalen CMV-Infektion zu reduzieren, sollte also aktiv über die Risiken einer CMV-Infektion während der Schwangerschaft informiert werden. Jede Schwangere sollte ihren CMV-Status kennen (am besten schon vor einer Schwangerschaft), um mögliche Risiken vermeiden zu können. Bis zur Entwicklung eines effektiven Impfstoffs sollten Hygieneschulungen und Interventionen vor allem für CMV-negative Schwangere angeboten werden.

Ich hoffe, ich konnte in diesem Kapitel die Relevanz und die Dringlichkeit dieses Themas aufzeigen. Allein durch bessere Aufklärung könnten so viele Babys geschützt werden.

Kapitel 5: CMV-Infektionen nach Transplantation

Es gibt sicher mehr als genug Arztserien: *Emergency Room*, *Private Practice*, *Dr. House*, *Code Black*, *Chicago Med* und wie sie alle heißen. Auch deutsche Arztserien gibt es wie Sand am Meer: *Der Knastarzt*, *Doctor's Diary*, *In aller Freundschaft* oder *Bettys Diagnose*. Ich selbst habe lange Zeit die amerikanische Serie *Grey's Anatomy* verfolgt. Darin werden viele Krisen, Familien- und Liebesdramen, aber eben auch medizinische Fälle gezeigt (wenn auch nicht so spannend dargestellt wie bei *Dr. House*). Man sollte meinen, dass in bisher immerhin 15 Staffeln mit jeweils etwa 24 Folgen verschiedenste Fälle thematisiert werden können. Auch wenn ich die neueren Staffeln nicht mehr verfolgt habe und mir mit Sicherheit nicht alle über 300 Folgen geläufig sind, kann ich mich an keine Folge erinnern, in der eine CMV-Infektion behandelt wurde. Gibt es überhaupt eine Arztserie, in der CMV in einer Folge diagnostiziert oder thematisiert wird? Ich konnte jedenfalls keine finden.

Wie kann es sein, dass CMV trotz der Häufigkeit keinen Eingang in die Drehbücher der Arztserien findet? Ich spreche hier nicht nur von CMV-Infektionen in der Schwangerschaft oder kongenitalen CMV-Infektionen bei Neugeborenen. CMV stellt ein großes Risiko auch bei Transplantationen dar.

In meiner Umfrage zum Thema „Wahrnehmung von CMV in der Gesellschaft" gab es am Ende die Möglichkeit, in einem Freitext von etwaigen Erfahrungen mit CMV zu berichten. Als ich diese Option in die Umfrage einbaute, dachte ich daran, dass eventuell Eltern von Erfahrungen, Informationen oder Erlebnissen während der Schwangerschaft berichten würden.

Womit ich nicht gerechnet hatte, war das folgende Statement: „… ich hatte Probleme mit CMV nach meiner Transplantation. Habe mich vermutlich über das Spenderorgan angesteckt und musste lange Zeit Medizin nehmen …"

Die meisten Menschen befinden sich in der glücklichen Lage, nie mit dem Thema Transplantation in Berührung zu kommen. Das ist natürlich etwas Gutes, führt aber auch dazu, dass sich Menschen damit nicht auseinandersetzen. Immer wieder hört man davon, dass es in Deutschland zu wenig Organspender gibt. In Deutschland warten Tausende Patienten auf ein neues Organ. Im Jahr 2017 haben jedoch nur 797 Menschen nach ihrem Tod Organe gespendet[82]. Keiner beschäftigt sich gern mit dem Gedanken an den Tod, vor allem nicht mit dem eigenen. Somit wird auch das Thema einer möglichen Organspende am Lebensende oft ignoriert. Mit Sicherheit spielen hier noch weitere Gründe eine Rolle und die Vielseitigkeit dieses Themas lässt sich nicht einfach mit der Angst vor dem Tod abtun. Dennoch bleibt die Tatsache bestehen, dass dringend mehr Organspender benötigt werden.

Die gemeinnützige Organisation Eurotransplant regelt die Zuteilung von Spenderorganen in Deutschland, Belgien, Kroatien, Luxemburg, den Niederlanden, Österreich, Ungarn und Slowenien. Die Vorteile eines Verbundes von mehreren Ländern liegen vor allem darin, dass für jedes Organ ein passender Spender gefunden werden kann und dadurch auch alle Organe verwendet werden können.

Um in das Netz von Eurotransplant aufgenommen zu werden, muss das jeweilige Land über ein funktionierendes Spendensystem verfügen. Auf eine Million Einwohner sollen mindestens 10 Organspender pro Jahr kommen[83]. Im

Eurotransplant-Verbund liegt Deutschland weit abgeschlagen auf dem letzten Platz mit 9,3 Spendern pro einer Million Einwohner (Statistischer Bericht 2017 – Eurotransplant[84]). An der Spitze befinden sich Kroatien mit 31,7 und Belgien mit 30,7 Spendern pro einer Million Einwohner. Aktuell würde Deutschland also nicht in das System von Eurotransplant aufgenommen werden. Anhand dieses Kriteriums hat Deutschland demnach aktuell kein funktionierendes Organspendensystem. Somit profitiert gerade Deutschland von Organspenden aus den anderen Ländern.

Wer weiß, wie lange unsere Nachbarländer uns noch mit Organen versorgen? Deutschland sollte daher schnellstmöglich seine Organspendenpolitik überdenken. Ab dem 1. Juli 2020 verbleibt Deutschland (nach aktuellem Stand) als einziges Land im Eurotransplant-Verbund, das nach dem Prinzip des Informed Consent vorgeht. Dieses System beruht auf der Freiwilligkeit einer Organspende und wird auch „Zustimmungslösung" genannt. Der Verstorbene kann zu Lebzeiten einen Organspendeausweis ausfüllen und gibt damit sein Einverständnis, oder Angehörige entscheiden über diese Zustimmung nach dem Tod. Zuletzt kam im September 2018 eine Debatte in Gang, in der über die Reform dieses Systems diskutiert wurde.

In allen anderen Ländern im Eurotransplant-Verbund wird hingegen nach dem Prinzip des Presumed Consent vorgegangen. Dabei wird davon ausgegangen, dass jeder nach Feststellung des Hirntodes als potenzieller Organspender in Frage kommt, sofern nicht ein eindeutiger Widerspruch des Patienten vorliegt. Ich persönlich halte dies für ein besseres System. Es verlangt nicht die Überwindung, einen Organspendeausweis für den Fall der Fälle ausfüllen zu müssen.

Wie sich diese Debatte entwickeln wird, wird sich noch zeigen. Hoffentlich steigt die Spendenbereitschaft in Deutschland wieder. So viele Menschen hoffen durch eine Organspende auf ein neues Leben. Ein positiver Trend zeichnete sich 2018 bereits ab: 955 Menschen spendeten in Deutschland nach ihrem Tod Organe, was im Vergleich zum Jahr 2017 mit 797 einer Steigerung um ca. 20 % entspricht[85]. Mit Sicherheit hat diese Steigerung auch etwas mit der öffentlichen Diskussion und damit verbundenen Aufmerksamkeit für dieses Thema zu tun. Auch wenn die Debatte nichts an der aktuell angewandten Zustimmungslösung geändert hat, hat sie doch etwas bewirkt: So hat der Bundestag ein Gesetz beschlossen, das die Zusammenarbeit zwischen allen Beteiligten einer Organspende verbessern soll[86]. Dies ist sicherlich ein Schritt in die richtige Richtung, auch wenn das Ziel noch lange nicht erreicht ist. Wie das meist so ist, hat das Interesse der Medien an diesem Thema so schnell wieder abgenommen, wie es aufgekommen ist. Dennoch hoffe ich, dass sich der positive Trend von 2018 auch in den nächsten Jahren fortsetzen wird.

Patienten warten oft sehr lange auf ein passendes Spenderorgan. Die Warterei scheint das Schlimmste zu sein. Man hofft und bangt. Wenn es dann endlich so weit ist und ein passendes Organ gefunden ist, scheint alles ausgestanden zu sein. Leider beginnt da oft erst der eigentliche Kampf. Der Eingriff selbst stellt bereits eine Gefahr dar. Was viele aber unterschätzen, sind die Folgen und Risiken nach einer Transplantation.

CMV und auch andere Herpesviren stellen eine große Gefahr bei Transplantationen dar. Das primäre Problem ist die Immunsuppression, also die Unterdrückung des

Immunsystems des Patienten. Da bei einem Organtransfer immer das Risiko einer Abstoßungsreaktion besteht, wird das Immunsystem des Empfängers ausgeschaltet. Die Wahrscheinlichkeit einer Abstoßung ist dann geringer, jedoch kann das Immunsystem seinen Aufgaben nicht mehr nachkommen. Somit ist die Abwehr dieser Patienten gegen Keime sehr geschwächt. Vor allem Herpesviren können das fehlende Immunsystem ausnutzen und es kommt zu einer Reaktivierung. Ohne Immunsystem verbreiten sie sich unkontrolliert und können im Fall von CMV zum Beispiel zu Darmerkrankungen oder Lungenentzündungen führen. Außerdem erhöht sich das Risiko für andere Infektionen (sogenannte opportunistische Infektionen) sowie das Risiko einer Abstoßungsreaktion. Vor allem bei Lungentransplantationen und Transplantationen von Pankreas oder Darmabschnitten stellt CMV eine große Gefahr dar[87].

Bei einer Transplantation gibt es verschiedene Szenarien: Sowohl Spender als auch Empfänger können mit CMV infiziert sein. Ist der Empfänger bereits vor der Transplantation latent mit CMV infiziert, besteht die Gefahr der Reaktivierung. Hierbei muss nicht zwangsläufig auf den Status des Spenders geachtet werden. Jedoch kann durch das Spenderorgan die Infektion mit einem neuen CMV-Stamm erfolgen.

Ist der Empfänger vor der Transplantation CMV-negativ, der Spender jedoch CMV-positiv, wird das Virus durch das Organ auf den Empfänger übertragen. Auf diese Weise kann es also zu einer Infektion kommen, da das Virus aus den latent infizierten Zellen des Spenders im Empfänger reaktiviert wird. Dieses Szenario birgt die größte Gefahr für den Empfänger, schwer an einer Infektion zu erkranken.

Der Idealzustand für den Patienten liegt dann vor, wenn sowohl Spender als auch Empfänger CMV-negativ sind. Hierbei besteht für den Empfänger kein Ansteckungspotenzial durch den Spender. Bei einer CMV-Durchseuchungsrate von ca. 50 % in Deutschland[26] ist dieser Fall durchaus zu erreichen und wird somit in der Praxis favorisiert. Obwohl auch andere Herpesviren bei Transplantationen zu einem Problem führen können, wird hier nicht extra im Vorfeld auf den jeweiligen Status geachtet. Wenn wir bedenken, dass beispielsweise EBV oder die humanen Herpesviren 6 und 7 Durchseuchungsraten von über 90 % haben[25,28,29], ist bei diesen Herpesviren ein Szenario, bei dem sowohl Spender als auch Empfänger negativ sind, praktisch unmöglich.

Der eine oder andere kann sich eventuell noch daran erinnern, dass mein Freund Post von der DKMS[88], ehemals „Deutsche Knochenmarkspenderdatei" genannt, bekommen hat. Die DKMS ist eine gemeinnützige Organisation, bei der sich potenzielle Stammzellspender registrieren lassen können. Eine Stammzellspende dient der Behandlung von Blutkrebs. Stammzellen befinden sich im Knochenmark, da hier das Blut gebildet wird. Bei Blutkrebs funktioniert die normale Blutbildung nicht mehr korrekt und einige der Zellen im Blut vermehren sich unkontrolliert. Oft ist eine Stammzellspende die einzige Chance auf Heilung. Hierbei sollen die eigenen, kranken Blutzellen durch die Stammzellspende ersetzt werden. Die neuen Zellen sollen sich dann im Organismus teilen und verbreiten, um die kranken Blutzellen zu ersetzen. Eine Stammzellspende ist somit auch eine Form der Transplantation und die Stammzellen sind dann als flüssiges Organ zu verstehen.

Um als Spender für einen anderen Menschen in Frage zu kommen, sind vor allem die Gewebemerkmale entscheidend. Diese werden bei einer Registrierung getestet und in die Datenbank eingespeist. Es gibt neben der DKMS auch noch andere Register, wie das Zentrale Knochenmarkspender-Register Deutschland (ZKRD)[89], das seinen Sitz in Ulm hat. Eine mehrfache Registrierung ist nicht nötig, da alle Daten zentral bei der ZKRD gesammelt werden. Kommt man für eine Stammzellspende in Frage, erhält man in der Regel Post.

Mittels eines Wattestäbchens schickte mein Freund einige seiner Schleimhautzellen auf die Reise, um sich auf CMV testen zu lassen, da es Sinn macht, den CMV-Status potentieller Spender zu kennen. An dieser Stelle wird vermutlich ersichtlich, was diese Prozedur für einen Sinn hat. Auch eine Stammzellspende ist wie erwähnt eine Transplantation. Für Empfänger einer Stammzellspende gelten somit die gleichen Risiken wie für Empfänger von Organen wie Lunge, Leber, Niere oder andere. Demnach ist auch hier die Kombination von CMV-negativem Spender mit CMV-negativem Empfänger ideal.

Tabelle 4: Risiko für eine CMV-Infektion bei unterschiedlichen Kombinationen von CMV-positiven/CMV-negativen Spendern und Empfängern[87]

Risiko	Kombination
gering (anderweitige Primärinfektion möglich)	Empfänger: CMV negativ Spender: CMV negativ
mittel	Empfänger: CMV positiv Spender: CMV negativ Empfänger: CMV positiv Spender: CMV positiv
hoch	Empfänger: CMV negativ Spender: CMV positiv

Behandlungsmöglichkeiten – Ganciclovir und seine Wirkung

Im Gegensatz zu einer kongenitalen CMV-Infektion in der Schwangerschaft oder bei CMV-Infektionen von Neugeborenen gibt es für Transplantationspatienten mit einer CMV-Infektion Behandlungsmöglichkeiten. Antivirale Medikamente wie zum Beispiel der Wirkstoff Ganciclovir werden zur Bekämpfung von CMV angewendet. Neben Ganciclovir gibt es noch eine Reihe weiterer antiviraler Medikamente (auch Virostatika genannt), die alle auf demselben Wirkmechanismus beruhen. Leider haben diese teils erhebliche Nebenwirkungen. Um verstehen zu können, weshalb diese Nebenwirkungen auftreten, muss man zunächst den Wirkmechanismus verstehen.

In Kapitel 1 habe ich den Aufbau der DNA genauer beschrieben: Diese ist stets gleich aufgebaut und besteht aus Phosphat, Zucker und vier verschiedenen Basen (Adenin + Thymin, Guanin + Cytosin). Auch das Genom von Herpesviren besteht aus DNA. Dieses muss für die erfolgreiche Produktion von Nachkommen natürlich vervielfältigt, also kopiert werden. Für die Bildung dieser Kopien werden zahlreiche DNA-Bausteine benötigt. CMV und andere Herpesviren bringen diese vielen Bausteine nicht selbst mit, sondern klauen sie sich von unseren Zellen. Virostatika wie Ganciclovir greifen direkt in den Prozess der DNA-Synthese ein. Ganciclovir ist hierbei ein Guanin-Analogon. Das bedeutet, Ganciclovir sieht für das Virus aus wie die Base Guanin, die regulär für die Bildung von DNA verwendet wird. Wird jedoch Ganciclovir anstelle der tatsächlichen Base Guanin verwendet, führt dies beim Einbau zum Abbruch des Kopiervorgangs. Scherzhaft könnte man sagen, das Virus hat sich ein Virus eingefangen. Die Bildung der DNA wird anschließend nicht weiter fortgesetzt. Das Virus, das diese DNA erhalten hätte, kann somit nicht gebildet werden und im Folgenden auch keine weitere Zelle infizieren. An dieser Stelle wird aber vermutlich das Problem dieser Art von Wirkstoffen klar: Ebenso wie die Bildung von viraler DNA kann auch die Bildung von zellulärer DNA gehemmt werden. Ganciclovir kann nicht zwischen Virus-DNA und Zell-DNA unterscheiden.

Neben dem nicht spezifischen Wirkmechanismus treten aber noch weitere Probleme auf. Die Bildung der DNA erfolgt durch spezielle Enzyme, die als DNA-Polymerasen bezeichnet werden. Sowohl unsere Zellen als auch Herpesviren besitzen diese Enzyme. Die virale DNA-Polymerase kann sich im Laufe einer Behandlung so verändern, dass Ganciclovir seine Wirkung verliert[90]. Auch andere Virusproteine können sich verändern, sodass Ganciclovir wirkungslos wird. Diese Resistenzbildung kann beim jeweiligen Patienten im Labor überprüft und bestätigt werden. Nach einer solchen gezielten Veränderung ist CMV resistent gegen Ganciclovir und eine weitere Behandlung mit diesem Wirkstoff macht keinen Sinn. Zudem kann diese Resistenz auch gegen andere Wirkstoffe mit ähnlichem Mechanismus gerichtet sein, was als Kreuzresistenz bezeichnet wird.

Deutscher Zukunftspreis 2018

Resistente CMV-Stämme können vor allem bei einer Infektion nach einer Transplantation zu großen Problemen führen. Da das Immunsystem der Patienten noch nicht wieder in der Lage ist, selbst mit den Viren fertig zu werden, bräuchte es die Unterstützung von antiviralen Medikamenten. Was also tun, solange noch keine Impfung erhältlich ist, das Immunsystem noch nicht bereit für eine eigene Abwehr ist und herkömmliche antivirale Medikamente aufgrund von Resistenzen ihre Wirkung verloren haben?

Die theoretische Antwort hierauf ist schnell gefunden: Es werden andere virale Angriffspunkte benötigt. Dieses Prinzip wird auch bei der Behandlung von HIV angewendet. Die Patienten nehmen dabei eine Reihe von verschiedenen Virostatika ein, die alle unterschiedlich wirken. Jedes dieser Medikamente ist gegen ein bestimmtes Protein oder einen bestimmten viralen Mechanismus gerichtet. In Kombination blockieren sie effektiv und vor allem dauerhaft die Virusvermehrung. Am Beispiel von Herpesviren habe ich den Lebenszyklus, also die Vermehrung dargestellt. Unterschiedliche Medikamente sollen an unterschiedlichen Stadien dieses Lebenszyklus angreifen. Im Idealfall werden so alle möglichen Stadien blockiert und das Virus hat schlechte Karten, Resistenzen gegen alle diese Mechanismen auszubilden.

In der Theorie hört sich vieles so einfach an. Die Umsetzung dagegen sieht anders aus. Die Idee ist meist nicht einmal das größte Problem. Der Idee folgen viele Jahre der Forschung und Überprüfung. Von der Idee bis zur Marktreife eines Medikaments können gut 10 bis 20 Jahre vergehen. Dazwischen passiert so einiges.

Zunächst muss Grundlagenforschung betrieben werden, um die Idee zu überprüfen. Dies allein kann sich schon über Jahre hinziehen. Meist erfolgt die Grundlagenforschung an Universitäten, aber auch Firmen haben Forschungsabteilungen. Hat man ein solides Grundgerüst an Forschungsergebnissen beisammen, kann ein Patent angemeldet und/oder Sponsoren gesucht werden. Dies erfordert oft viel Präsentations- und Verhandlungsgeschick. Für die Anmeldung eines Patents sucht man sich am besten Fachkräfte, die es an jeder Universität gibt. Wenn man bedenkt, dass ein Patent vom Anmeldetag an in der Regel 20 Jahre läuft, beginnt hier bereits der Wettlauf mit der Zeit. Die gesamte Entwicklung steht noch an, bevor ein etwaiges Medikament auf den Markt kommen kann. Am Ende sollen die Kosten nicht nur gedeckt werden, sondern das Medikament soll auch noch Gewinn abwerfen. Bis es so weit kommen kann, müssen neben der Entwicklung auch noch klinische Studien gemacht werden. Hierbei gibt es verschiedene Phasen, die alle sehr viel Geld und vor allem Zeit in Anspruch nehmen.

Jedes Medikament, das auf den Markt kommen soll, muss klinische Studien durchlaufen. Dabei gibt es vier Phasen, die ein Medikament absolvieren muss. In Sonderfällen werden frühere Genehmigungen für Patienten mit bestimmten Krankheiten erteilt, wenn es sonst keine alternative Behandlungsmöglichkeit gibt und dies die letzte Chance ist.

Während meines Masterstudiums war ich nebenbei bei einer Firma tätig, die klinische Studien im Auftrag für Kunden durchführt. Ich habe dort Proben von Probanden im Labor unter vorher festgelegten Gesichtspunkten bearbeitet. Anschließend wurden die Ergebnisse analysiert und ausgewertet. Der gesamte Ablauf ist anonymisiert und man weiß zu keiner Zeit, von wem welche Proben stammen. Dies ist sehr wichtig, da so Ergebnisse nicht manipuliert werden können.

Die Phase I einer klinischen Studie dient vor allem dazu, einen Wirkstoff auf Verträglichkeit und auf das Auftreten möglicher Nebenwirkungen zu untersuchen. Treten bereits am Anfang Nebenwirkungen auf, die im Verhältnis zum Nutzen nicht vertretbar sind, wird die Entwicklung abgebrochen. In dieser Phase wird der Wirkstoff meist nur wenigen freiwilligen und vor allem gesunden Probanden verabreicht. Einzig bei Präparaten, die für die Behandlung von schweren Krankheiten eingesetzt werden sollen und bei denen von vornherein schwere Nebenwirkungen zu erwarten sind, kann der Wirkstoff direkt bei erkrankten Patienten getestet werden. Oft bleibt diesen Personen keine andere Alternative für eine Behandlung.

Erst in Phase II geht es um die eigentliche Wirksamkeit eines potenziellen Medikaments. Hier werden Dosierungen und Nebenwirkungen an Patienten getestet. Nicht selten gibt es mehrere Studien der Phase II. Anschließend wird in Phase-III-Studien die Wirksamkeit an größeren Patientengruppen getestet. Außerdem soll die neue Therapie herkömmlichen Behandlungsmethoden gegenübergestellt werden. Sowohl in Phase II als auch in Phase III werden Kontrollgruppen in die Studien mit einbezogen.

Wenn Phase II und III erfolgreich waren, erhält ein Medikament seine Zulassung. Die klinischen Studien sind zu diesem Zeitpunkt aber noch nicht abgeschlossen. Die Phase IV dient der Kontrolle des Medikaments, wenn es bereits auf dem Markt ist. Besonders seltene Nebenwirkungen, die eventuell nur bei einem von 1.000 oder auch nur bei einem von 10.000

Patienten auftreten, können nachträglich an einer sehr großen Patientenzahl bestimmt werden. Außerdem werden weiterhin die Sicherheit und die Wirksamkeit kontrolliert und das Medikament mit alternativen Behandlungsmöglichkeiten verglichen. Somit wird die Tauglichkeit des Medikaments auf dem Markt auf die Probe gestellt. Ob dieses System nicht hier und da verbesserungswürdig ist, sei an der Stelle einmal dahingestellt.

Neben der Forschung und all den klinischen Studien muss zudem ein Produktionsverfahren entwickelt werden. Kommt das entwickelte Medikament auf den Markt, muss sichergestellt werden, dass die Produktion stets gleich verläuft, sodass immer dieselbe Menge an Wirkstoff in einer Tablette, in einer Flasche oder in einer Infusion ist. Die Produktion selbst hat nach bestimmten Vorschriften abzulaufen, was von Behörden und Prüfstellen kontrolliert wird.

Ihr seht, ein Medikament letztendlich für Patienten zugänglich zu machen, erfordert viel Zeit und Arbeit. Auf dem langen Weg von der Idee zur Anwendung kann viel passieren. Oft werden Gelder gestrichen oder umverteilt, Abteilungen dichtgemacht und Projekte aufgegeben, womit auch oft Ideen im Sand versickern. Beinahe wäre auch die Entwicklung von Letermovir im Sande verlaufen. Hätte eine mutige Wissenschaftlerin nicht den Schritt gewagt, selbst eine Firma zu gründen und die Entwicklung voranzutreiben, gäbe es dieses neue Medikament gegen CMV heute vermutlich nicht.

Letermovir ist die neue Hoffnung von Transplantationspatienten. Dieses Molekül wurde von der Firma AiCuris[91] entwickelt und hat bereits die Zulassung für die Behandlung von Stammzell-Transplantationspatienten erhalten. Weitere

Anwendungen, auch bei anderen Transplantationspatienten, werden sehr wahrscheinlich folgen.

Letermovir bietet das, was für die Behandlung von resistenten CMV-Infektionen bei Transplantationspatienten dringend benötigt wurde: einen neuen Angriffspunkt.

Um das Prinzip besser zu verstehen, begeben wir uns in eine infizierte Zelle, wo gerade eifrig CMV-Nachkommen produziert werden. Dabei wird die Virus-DNA quasi wie am Fließband kopiert. Anschließend muss diese lange DNA-Kopie an den richtigen Stellen geschnitten werden, damit jedes neue Virus alle wichtigen Informationen erhält. Außerdem wird die geschnittene DNA in das Kapsid verpackt. Diese Prozesse werden von einem bestimmten Virusenzym koordiniert. Dieses Enzym wird als Terminase-Komplex bezeichnet[92]. Genau in diese Prozesse, für die der Terminase-Komplex zuständig ist, greift Letermovir ein und verhindert die erfolgreiche Virusproduktion. Wichtig ist an dieser Stelle, dass diese Art von Enzym nur bei Viren, nicht aber regulär in unseren Zellen vorkommt. Daher führt Letermovir zu weniger Nebenwirkungen als Ganciclovir oder ähnliche Wirkstoffe.

Für die Entwicklung von Letermovir wurde dem AiCuris-Team im November 2018 der Deutsche Zukunftspreis verliehen[93,94]. Aktuell laufen Studien, die die Anwendung von Letermovir auch bei anderen Transplantationspatienten prüfen. Es ist durchaus denkbar, dass Letermovir irgendwann auch bei einer kongenitalen CMV-Infektion oder bei Neugeborenen zum Einsatz kommen kann.

Auch wenn ein neuer Angriffspunkt von CMV gefunden wurde und nun erfolgreich attackiert werden kann, löst dies noch nicht alle Probleme. Auch hier kann CMV sein Enzym so verändern, dass eine Resistenz entsteht[95]. Die Suche nach immer neuen Angriffszielen ist also noch lange nicht beendet. Je mehr Möglichkeiten der Medizin zur Verfügung stehen, desto erfolgreicher kann CMV bekämpft werden.

Abschließend sei angemerkt, dass all diese Medikamente lediglich die aktive CMV-Infektion, also eine wirkliche Virusvermehrung, einschränken bzw. bekämpfen können. Das Virus bleibt dennoch latent im Körper bestehen. Es gibt zwar bereits erste Ideen und Ansätze, aber noch keine Aussicht auf ein Mittel, das latente Herpesviren aus dem Körper eliminieren könnte. Das primäre Ziel ist und bleibt, eine Infektion durch eine Impfung präventiv zu verhindern. Denn wenn eine Infektion gar nicht erst stattfindet, muss sie auch nicht behandelt werden.

Kapitel 6: Ohne Immunsystem geht nichts!

Es war einmal ... ein eher unbedeutender Morgen im Leben einer Doktorandin. Diese Doktorandin war, wie ihr euch vermutlich schon denken könnt, ich. Wie jeden Morgen wollte ich das Institut für Virologie betreten und mich meinen Aufgaben im Labor widmen. So weit kam ich aber zunächst nicht. Vor jener Tür, durch die ich jeden Morgen trat, stoppte ich abrupt.

In Großbuchstaben geschrieben las ich auf einem gelben Warnzettel: „VIRENALARM!"

Was geht einem bei solch einer Botschaft am Eingang eines Instituts für Virologie durch den Kopf? Mein erster Gedanke war: Was war hier heute Nacht wohl passiert?

Wagemutig stürzte ich mich in die Gefahr und betrat das Institut. Dort kam mir bereits unser Systemadministrator eilig entgegen. „Na, hast du es schon gehört? Virenalarm! Bitte keine Anhänge von unbekannten E-Mails öffnen!"

Ich hatte wohl die Botschaft unter dem deutlich im Vordergrund stehenden „VIRENALARM!" missachtet. Dort half ein Hinweis auf einen Trojaner, der sich im Umlauf befand, denjenigen auf die Sprünge, die diese Botschaft tatsächlich bis zum Schluss lasen. Da ich nicht zu diesen Personen zählte, musste ich nach der Aufklärung durch unseren Systemadministrator schmunzeln.

Er kommt jeden Tag an dieselbe Arbeitsstelle wie ich und doch üben wir sehr unterschiedliche Tätigkeiten aus. Ob ihm wohl die Doppeldeutigkeit in den Sinn kam, als er die Nachricht platzierte? Oder war es womöglich pure Absicht?

Erheitert und gleichzeitig ein wenig erleichtert konnte ich mich also an die Arbeit machen. Diese Botschaft sorgte noch Wochen nach ihrer Veröffentlichung für Erheiterung.

Aber nun zurück zum Thema. Die ganze Zeit berichte ich nun schon davon, wie wichtig unser Immunsystem für uns Menschen ist. Aber was ist dieses Immunsystem genau und wie funktioniert es?

Unser Körper ist jeden Tag einer Vielzahl von potenziellen Krankheitserregern ausgesetzt. Um sich gegen Viren, Bakterien und andere Erreger zu wehren, hat unser Körper seine eigene Armee: das Immunsystem. Es leistet täglich Bemerkenswertes und besteht aus vielen verschiedenen Strukturen, die alle ihre Aufgaben haben. Wie bei einer Armee gibt es verschiedene Truppen für unterschiedliche Aufgabenbereiche.

Das menschliche Immunsystem lässt sich grob in zwei Teile unterteilen: Zum einen haben wir das angeborene Immunsystem, das evolutionsgeschichtlich sehr alt ist und in ähnlicher Form auch bei Pflanzen oder Tieren vorkommt, zum anderen das adaptive Immunsystem. Wie der Name schon sagt, ist dieser Teil unseres Immunsystems zur Adaption, also zur Anpassung fähig. Sowohl das angeborene als auch das adaptive Immunsystem haben die Aufgabe, fremde Strukturen zu erkennen und zu eliminieren.

Das angeborene Immunsystem stellt die erste Barriere für einen Krankheitserreger dar. Es will den Eindringling direkt abwehren und gar nicht erst in den Körper lassen. Somit zählt zum Beispiel die Haut zum angeborenen Immunsystem und dient als mechanische Barriere. Auch unsere Mundflora kann als Abwehr fungieren, da sie spezielle Enzyme enthält, die

Mikroorganismen ausschalten können. Hat es doch ein Eindringling in den Körper geschafft, versucht das angeborene Immunsystem diesen auf schnellstem Wege wieder loszuwerden. Im Magen herrschen durch die Magensäure nicht gerade angenehme Bedingungen, und auch der Darm spielt bei unserer Abwehr gegen Krankheitserreger eine bedeutende Rolle. Bei der Abwehr gegen fremde Bakterien kommen uns vor allem unsere körpereigenen Bakterien zu Hilfe. Hier lässt sich unser Beispiel einer Armee gut verwenden, da unser körpereigener Bakterientrupp nicht zulassen möchte, dass sich krankmachende Bakterien ansiedeln und ihnen oder dem sie beherbergenden Körper schaden können.

Natürlich schaffen es immer wieder Eindringlinge, all diese Barrieren zu überwinden. Vor allem über die Schleimhäute oder die Augen können Erreger leicht eindringen. Ist dies der Fall, so hat das angeborene Immunsystem natürlich noch weit mehr zu bieten: Es besitzt besondere Zellen, die darauf spezialisiert sind, körperfremde Strukturen zu erkennen und zu eliminieren. Das klingt zunächst simpel, aber gerade die Unterscheidung zwischen körpereigen und körperfremd ist von größter Wichtigkeit. Unser Körper beherbergt eine schier unüberschaubare Anzahl an unterschiedlichen Strukturen, die unser Immunsystem alle kennen muss. Dies gilt sowohl für das angeborene als auch das adaptive Immunsystem. Ist die Erkennung der körpereigenen Strukturen in irgendeiner Weise gestört, können Krankheiten entstehen, die als Autoimmunerkrankungen bekannt sind. Hierbei greift der Körper eigene Strukturen an und bekämpft sich sozusagen selbst.

Das angeborene Immunsystem ist eine erste grobe Barriere, die alles ausmerzen möchte, was es als fremd erkennt. Es basiert auf unspezifischen Abwehrmechanismen, die keine Zeit der Vorbereitung benötigen. Das angeborene Immunsystem kann sich außerdem nicht merken, ob es bereits zu einem früheren Zeitpunkt mit einem Eindringling in Kontakt gekommen ist. Oft habe ich mir das angeborene Immunsystem als keulenschwingende Barbaren vorgestellt, die wahllos auf alles einschlagen, was sie nicht kennen. Haben sie es aus dem Weg geräumt, rennen sie weiter und haben das Geschehene im nächsten Moment bereits wieder vergessen. Dies ist natürlich nicht fair, da das angeborene Immunsystem weit cleverer agiert. Dennoch hat es – im Gegensatz zum adaptiven Immunsystem – kein Gedächtnis.

Das adaptive Immunsystem kann sich nämlich merken, gegen welche Eindringlinge es bereits gekämpft hat, und kann auf bereits gebildete Strukturen zurückgreifen. Im Gegensatz zur angeborenen Immunität, die bereits Minuten nach Eindringen des fremden Mikroorganismus aktiviert wird, setzt das adaptive Immunsystem erst später ein. Es braucht Zeit, sich auszubilden, um eine gezielte Abwehr aufzustellen. Das adaptive Immunsystem hat sich im Laufe der Evolution der Wirbeltiere aus dem angeborenen Immunsystem entwickelt, um eine präzisere Antwort auf fremde Strukturen auszubilden. Bemerkenswert ist hier vor allem die große Anpassungsfähigkeit, denn das adaptive Immunsystem kann sich theoretisch auf jeden potenziellen Angreifer einstellen.

Das adaptive Immunsystem kann wiederum in zwei Teile unterteilt werden: in die humorale und die zelluläre Immunantwort. Wie der Name schon sagt, besteht die zelluläre, auch zellvermittelte Immunantwort aus bestimmten Zellen. Diese Zellen erkennen andere Körperzellen, die einen Eindringling in sich tragen, und töten diese anschließend. Das klingt zwar sehr rigoros, aber das Wohl des großen Ganzen, also unseres Körpers als Gesamtorganismus, steht über dem Wohl einer einzelnen Zelle.

Als humorale Immunantwort versteht man vor allem bestimmte Proteine unseres Körpers, die speziell dazu gebildet werden, fremde Strukturen zu erkennen und zu markieren. Diese bestimmten Proteine sind unsere Antikörper (auch Immunglobuline genannt). Antikörper erkennen sogenannte Antigene und werden für jeden Eindringling exklusiv vom Körper ausgebildet. Mit der Fähigkeit, auf so ziemlich alle Eindringlinge reagieren zu können, scheint das adaptive Immunsystem dem angeborenen weitaus überlegen zu sein. Aber es könnte nie allein agieren. Das angeborene und das adaptive Immunsystem arbeiten Hand in Hand bei der Abwehr gegen feindliche Mikroorganismen. Das angeborene Immunsystem ist sofort zur Stelle und wehrt sich direkt, was dem adaptiven Immunsystem Zeit verschafft, eine gezieltere Abwehr auszutüfteln. Außerdem informiert das angeborene das adaptive Immunsystem über die Art des Angreifers: Es teilt ihm mit, ob eine Verteidigung gegen Bakterien, Viren, Pilze oder sonstige Eindringlinge benötigt wird. Somit wird gleich zu Beginn eine Unterscheidung getroffen, die dem adaptiven Immunsystem die Bildung einer geeigneten Immunantwort erleichtert.

Sowohl beim angeborenen als auch beim adaptiven Immunsystem gibt es zahlreiche verschiedene Zellen, Rezeptoren, Antikörperklassen und andere Strukturen. Die detaillierte Erläuterung aller Mechanismen, Strukturen und Abläufe würde den Rahmen dieses Kapitels sprengen. Zudem sind noch lange nicht alle Geheimnisse des menschlichen Immunsystems gelüftet. Aber auch ohne tiefgreifende immunbiologische Kenntnisse dürfte jedem klar sein, wie unentbehrlich unser Immunsystem für uns ist.

Im Rahmen dieses Buches dürfte wohl noch interessant sein, wie speziell Herpesviren unser Immunsystem überlisten. Alle Viren haben in irgendeiner Weise gelernt, das menschliche Immunsystem zu umgehen. Manche gehen dabei den Weg des geringsten Widerstandes und befallen Nischen, in die das Immunsystem nur schlecht vordringen kann. Papillomaviren beispielsweise infizieren vorzugsweise Zellen der äußeren Hautschichten. Da die Zellen des Immunsystems oder auch die Antikörper diese Stellen so gut wie nicht erreichen können, riskieren diese Viren eine Konfrontation somit überhaupt nicht. Viele RNA-Viren, zu denen HIV oder auch das Grippevirus Influenza gehören, verändern sich durch Mutation so schnell, dass sie dem Immunsystem immer neue Aufgaben stellen. Hat sich unser Immunsystem an eine Form dieser Viren gewöhnt und eine Antwort ausgebildet, verändern sich die Viren wieder.

Herpesviren sind wahre Meister der Immunevasion unter den Viren, denn sie haben im Laufe der Zeit gelernt, das menschliche Immunsystem auf verschiedenste Weisen zu überlisten. Es wirkt, als hätten sie das menschliche Immunsystem studiert und schlagen es mit den eigenen Waffen. Ein gutes Beispiel hierfür ist die Tarnung der infizierten Zellen im Körper. Eigentlich sollen Zellen des Immunsystems infizierte Zellen erkennen und eliminieren. Weshalb werden also all die Zellen, die latent mit Herpesviren infiziert sind, nicht getötet? Es scheint, als hätten Herpesviren erkannt, dass das Immunsystem gezielt nach infizierten Zellen sucht, um diese zu töten. Herpesviren haben es nämlich geschafft, dass die Zellen des

Immunsystems die infizierten Zellen im Körper nicht ausfindig machen können. Und weil die infizierten Zellen als solche nicht erkannt werden, können sie auch nicht eliminiert werden.

Aber nicht nur das adaptive Immunsystem wird von Herpesviren gekonnt umgangen, sondern auch das angeborene Immunsystem: Dieses reagiert direkt auf das Eindringen eines Herpesvirus, indem es eine Reihe von Signalen sendet. Diese Signale sind vielfältig und an unterschiedliche Stellen gerichtet. Immer wieder finden Forscher neue Faktoren, die an diesen Signalketten beteiligt sind und speziell auf Herpesviren reagieren sollen. Fast immer lässt sich aber kurz danach ein viraler Faktor finden, der das jeweilige Signal abschwächt, blockiert oder auf eine andere Weise unwirksam macht. Diese viralen Faktoren sind oft direkte Gegenspieler eines bestimmten Signals oder Proteins des angeborenen Immunsystems.

Im Laufe der Evolution hatten Herpesviren ausreichend Zeit, sich anzupassen und die richtigen Strategien zu entwickeln. Sie scheinen auf alles eine Antwort zu haben. Herpesviren und unser Immunsystem liefern sich somit ein Leben lang einen nicht enden wollenden Kampf. Ständig muss unser Immunsystem die Herpesviren in Schach halten. Ist unser Immunsystem einmal nicht ganz auf der Höhe oder anderweitig beschäftigt, wird dies von den Herpesviren sofort ausgenutzt: Eine Reaktivierung folgt und Herpesviren produzieren dann wieder aktiv Nachkommen, um sich zu verbreiten. Wahrscheinlich verstehen wir noch nicht einmal einen Bruchteil der Spielregeln dieses komplizierten Matches, das sich schon über Jahrmillionen hinzieht.

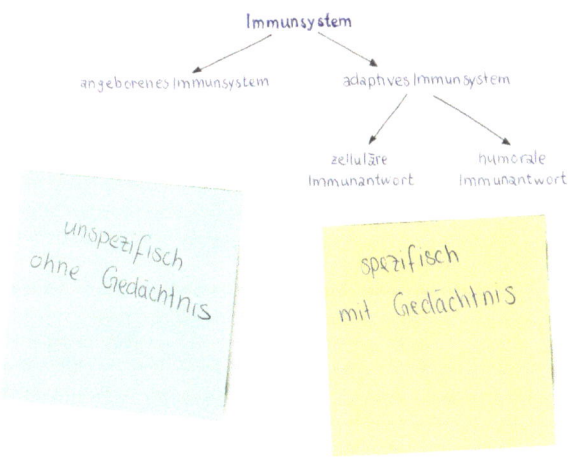

Abbildung 14:   Schematischer Aufbau unseres Immunsystems

Kapitel 7: Alte Bekannte ...

Bereits relativ am Anfang meiner Promotion besuchte ich die alljährliche Tagung der Gesellschaft für Virologie e. V. (GfV). Dort sammelte ich viele Eindrücke, hörte Vorträge anderer Wissenschaftler und holte mir Ideen und Ratschläge ein. Wie jedes Jahr stand auch die jährliche Sitzung der Mitglieder der GfV auf dem Programm. Ich, die ich erst wenige Wochen zuvor Mitglied geworden war, war somit auch Teil dieser Sitzung. In einem großen Hörsaal, zwischen meinen Kollegen, wartete ich gespannt auf die offizielle Eröffnung. Was beschäftigt wohl die Virologen Deutschlands? Welche Themen würden diskutiert werden? All diese Fragen schossen mir durch den Kopf.

Es öffnete sich vorne eine Tür und ein Mann ging in Richtung Rednerpult. Da ich relativ weit hinten saß, konnte ich sein Gesicht zunächst nur schwer erkennen. Allmählich dämmerte mir, dass ich diesen Mann kannte. Unsicher blickte ich zu meinen Kollegen. Meine Kollegen um mich herum schienen aber in keiner Weise verwundert über den Mann zu sein, der gleich das Wort ergreifen würde. Zum Glück entschied ich, in diesem Moment mein Handy zu zücken und anstelle meiner Kollegen lieber Google zu befragen. Wikipedia bestätigte dann meine Vermutung. Der Eintrag über den Mann, der gerade das Wort ergriffen hatte, verriet mir sämtliche wichtigen Ämter meines freundlichen Professors, inklusive seiner Tätigkeiten als Präsident der Gesellschaft für Virologie. Als ich vor vier Semestern in sein Büro marschiert war und auch während meiner Masterarbeit hatte ich keine Ahnung gehabt, mit wie viel Engagement er sich für die Virologie und besonders für die CMV-Forschung einsetzt.

Sind Herpesviren nicht faszinierend? Sicherlich mag der eine oder andere meine Begeisterung an der Stelle nicht ganz teilen. Ich habe nun auf so vielen Seiten dargelegt, welche Krankheiten Herpesviren verursachen können und was für schlimme Folgen eine Infektion haben kann, wie Herpesviren unser Immunsystem überlisten und unsere Zellen für immer besiedeln. Das stimmt natürlich auch. Viren sind Bösewichte. Aber vom wissenschaftlichen Standpunkt aus betrachtet bieten sie dennoch einiges, was zumindest mich oft staunen lässt.

Ich habe schon angesprochen, dass Herpesviren wirtsspezifisch sind. Das bedeutet, sie infizieren immer nur ganz gezielt eine Art. Humane Herpesviren können somit keine Tiere infizieren und Herpesviren von Tieren nicht uns Menschen. Dies ist eine strikte Trennung, die den Herpesviren eine unglaubliche Anpassung erlaubt. Sie können sich voll und ganz auf einen Wirt einstellen. So kommt es, dass Herpesviren einen sehr großen Zelltropismus (Fähigkeit zur Infektion bestimmter Zelltypen unseres Körpers) haben. Sie infizieren unter anderem Blutzellen, Zellen des Bindegewebes oder auch Nervenzellen. Dies ist tatsächlich bemerkenswert, da viele Viren einen weit engeren Zelltropismus haben. Wie ich bereits am Anfang in Kapitel 1 geschrieben habe, brauchen Viren einen passenden Schlüssel für den jeweiligen Zelltyp, den sie infizieren wollen. Dementsprechend besitzen Herpesviren mehrere Schlüssel, die den Eintritt in unterschiedliche Zelltypen erlauben.

Bisher kennen wir noch lange nicht alle Schlüssel, die Herpesviren für den Zelleintritt benutzen. Der Forschungsbereich, der sich auf den Eintritt von Viren in Zellen beschäftigt, verspricht noch viele neue Entdeckungen. Auch im Hinblick auf die Prävention oder Behandlung einer Infektion ist dieser erste Schritt entscheidend. Was mich aber vor allem am Prinzip der Wirtsspezifität beeindruckt, ist die Tatsache, dass sich Herpesviren bereits vor Tausenden von Jahren auf ihre jeweilige Art eingestellt haben. Dabei haben sie über all die Jahrtausende ihren Aufbau und ihre Vermehrungsstrategien nie geändert. Alle Herpesviren, ob human oder nicht, sind bis heute eng miteinander verwandt. Sie sind zwar auf der einen Seite an ihre jeweilige Art gebunden, auf der anderen Seite wurden Ähnlichkeiten aber über immense Zeiträume beibehalten. Gibt es einen Grund dafür, dass alle Herpesviren an diesen Prinzipien festhalten? Gerne hätte ich darauf eine Antwort.

Neben der Wirtsspezifität fasziniert mich vor allem der Aufbau der Herpesviren. An der Universität Ulm gibt es eine zentrale Einrichtung für Elektronenmikroskopie. Mit Elektronenmikroskopen können Viren sichtbar gemacht werden, denn sie sind unter dem Lichtmikroskop nicht zu erkennen. Elektronenmikroskope haben eine weitaus höhere Auflösung als Lichtmikroskope. Man kann sich das wie eine Superlupe vorstellen. Glücklicherweise arbeiten in der Zentralen Einrichtung Elektronenmikroskopie zahlreiche talentierte Wissenschaftler, die sich tagtäglich damit beschäftigen, unglaublich kleine Dinge sichtbar zu machen. Auch CMV wird hier standardmäßig untersucht. Bereits am Anfang meiner Masterarbeit durfte ich in diesen Forschungsbereich hineinschnuppern und bekam damals zum ersten Mal einige „Fotos" von CMV zu Gesicht. Sofort fiel mir auf, wie perfekt rund das Herpesvirus CMV auf den Bildern erscheint. Weshalb macht sich die Natur wohl die Mühe, ein perfekt rundes Virus zu kreieren? Ist Symmetrie vielleicht sogar einfacher zu formen als Asymmetrie? Fragen, auf die es vermutlich nie eine alles erklärende Antwort geben wird.

Herpesviren sind die größten und vor allem komplexesten Viren, was ihren Aufbau angeht[96]. Mit einem Durchmesser von rund 200 Nanometern gehören sie definitiv zu den Riesen unter den Viren (nicht zu verwechseln mit den Riesenviren). Außerdem haben Herpesviren sehr große Genome im Verhältnis zu anderen Viren. Wir kennen noch lange nicht alle Gene und deren Bedeutung. Es gibt also noch viel zu entdecken.

Dies sind nur einige Beispiele, was mich aus wissenschaftlicher Sicht an Herpesviren fasziniert. Was mich aber von Anfang an am meisten verblüfft hat, ist ihre extreme Anpassung an uns Menschen als Wirt. Wie bereits im vorigen Kapitel über unser Immunsystem beschrieben, scheinen uns Herpesviren regelrecht studiert zu haben. Auf sämtliche Abwehrmechanismen unseres Körpers haben sie bereits eine Antwort parat und sie haben es geschafft, für immer in unseren Körpern zu persistieren (fortdauern). Aber woher kommt diese enorme Anpassung? Die Antwort hierauf könnte in der Evolution zu finden sein.

Herpesviren sind schon seit Millionen von Jahren unsere Begleiter. Man könnte sagen, sie weichen uns nicht von der Seite. Sie kommen bei Wirbeltieren, zum Teil aber auch bei wirbellosen Tieren vor[97]. Sie haben sich mit uns entwickelt und unsere Wandlung vom Affen zum Mensch live miterlebt. Diese extreme Anpassung an einen Wirt verlangt natürlich die zwangsläufige Mitentwicklung, um Schritt zu halten. Entwickelt sich der Wirt weiter, muss dies auch sein Herpesvirus tun. Das bedeutet gleichzeitig: Wenn eine Art ausstirbt, stirbt auch das Herpesvirus mit ihm aus. Da Herpesviren keine anderen

Wirte als Alternative nutzen können, sind sie auf das Überleben der eigenen Art angewiesen. Was hätte das Herpesvirus demnach davon, seinen Wirt zu töten? Es kann sich nicht mehr verbreiten und würde mit seinem Wirt untergehen.

Dass Viren ihren Wirt eigentlich nicht töten wollen, hatte ich bereits am Anfang dieses Buches beschrieben. Eigentlich ist das Ziel eines Virus, in friedlicher Koexistenz mit seinem Wirt zu leben und sich permanent zu verbreiten. Am Beispiel von HIV habe ich dargestellt, dass diese Anpassung ihre Zeit braucht. Kommt ein Virus „frisch" in die menschliche Population, sind die Krankheiten oft gravierender, als sie es vermutlich nach einiger Zeit wären. „Einige Zeit" ist dabei natürlich relativ und umfasst – anhand der Evolution gemessen – eher Jahrtausende als Jahrhunderte.

Inzwischen ist bekannt, dass mit der Entdeckung der neuen Welt – also Nordamerika – alle möglichen Krankheiten eingeschleppt wurden, die für die Einwanderer damals bereits eher harmlos waren. Die dort ansässigen indigenen Völker hatten jedoch Tausende von Jahren keinen Kontakt zur restlichen menschlichen Population und somit auch nicht zu deren Krankheitserregern. Mit dem plötzlichen Kontakt kam es zur Übertragung. Das Immunsystem der Indianer war auf all diese Pathogene nicht vorbereitet und hatte somit auch keine Abwehr parat. Viele von ihnen wurden daher von vermeintlich harmlosen Erkältungen dahingerafft.

Tatsächlich gibt es sogar heute noch indigene Völker auf Inseln, die als bisher nicht kontaktiert gelten. Erst im November 2018 versuchte ein christlicher Missionar, sich widerrechtlich Zutritt zu diesen Inseln zu verschaffen und seine Botschaften zu verbreiten[98]. Es ist nicht ohne Grund verboten, die Inseln dieser unkontaktierten indigenen Völker zu betreten. Auch sie hatten die letzten Jahrtausende keinen Kontakt zur restlichen Population und wären unseren Krankheitserregern genauso schutzlos ausgeliefert wie die Indianer damals auf dem amerikanischen Kontinent.

Die friedliche Koexistenz von Viren und Menschen ist das Resultat einer Entwicklung, die ihre Zeit braucht. Natürlich ist die Gefahr des Kontakts mit neuen Völkern in unserer globalisierten Welt nicht mehr sonderlich groß. Für unsere Vorfahren stellte dies aber wahrscheinlich noch eine sehr große Gefahr dar. Es gibt sogar die Vermutung, dass die Neandertaler durch Herpesviren ausgerottet wurden[99].

Als sich die heutigen Menschen auf den Weg nach Europa begaben, waren dort schon die Neandertaler ansässig. Lebewesen der Gattung *Homo*, also Menschen, hatten Afrika bereits Tausende Jahre zuvor verlassen und sich in Europa weiterentwickelt[100]. Lange Zeit war man sich nicht sicher, ob es tatsächliche Kontakte zwischen modernen Menschen (*Homo sapiens*) und Neandertalern (*Homo neanderthalensis*) gab. Heute weiß man, dass sich moderne Menschen sogar mit den Neandertalern vermischt haben und deshalb noch heute in jedem von uns Neandertaler-Gene stecken[100]. Noch gar nicht so lange weiß man außerdem, dass es noch eine weitere, bisher unbekannte Menschenart gab, die etwa zur selben Zeit wie Neandertaler und moderne Menschen gelebt haben muss. Im Jahr 2008 wurden in der Denissowa-Höhle in Südsibirien Knochen einer neuen Menschenart gefunden[101]. Auch Gene dieser Denisova-Menschen sind heute in menschlichen Genomen zu finden, vor allem auf dem asiatischen Kontinent[102]. Aber nicht nur der moderne Mensch hat sich mit Neandertalern und Denisova-

Menschen vermischt. Auch Neandertaler und Denisova-Menschen waren sich gegenseitig offensichtlich nicht abgeneigt. So konnten Knochen eines Nachkommens einer Neandertaler-Mutter und eines Denisova-Vaters sichergestellt werden[103]. Wer weiß, vielleicht gab es zu jener Zeit noch weitere Menschenarten, von denen wir bisher noch nichts wissen und mit denen wir uns auch vermischt haben.

Vor allem das Immunsystem der Neandertaler gibt der Wissenschaft Rätsel auf. Es war durchaus anders als unseres heute und hatte sich auch anders weiterentwickelt als das der modernen Menschen. Es scheint, als hatte es in einigen Bereichen der Immunabwehr weitaus geringere Variabilität als das der modernen Menschen, in anderen jedoch weitaus größere[104]. Somit ist es durchaus denkbar, dass der moderne Mensch Krankheitserreger nach Europa einschleppte, gegen die Neandertaler keine Abwehrkräfte (mehr) hatten, da sich ihr Immunsystem auf andere Pathogene bzw. Abwehrmechanismen spezialisiert hatte. Dieses Szenario ist natürlich in beide Richtungen denkbar: Auch Neandertaler hätten die Neuankömmlinge mit Krankheitserregern infizieren können, die Neandertalern schon seit Jahrtausenden nichts mehr anhaben konnten. War es also einfach nur Glück, dass die Geschichte in die eine Richtung und nicht in die andere verlaufen ist?

Heutzutage wird untersucht, was die Vermischung von Neandertalern mit modernen Menschen für Auswirkungen auf unser Immunsystem gehabt haben muss. Eventuell hatte der Genaustausch mit Neandertalern Vorteile für uns, was die Immunabwehr angeht. Moderne Menschen waren neu auf dem europäischen Kontinent, den die Neandertaler bereits besiedelt hatten. Es ist natürlich weitaus einfacher, sich an den bereits etablierten Abwehrmechanismen der Neandertaler zu bedienen, als darauf zu warten, dass sich eigene, neue ausbilden. Haben sich moderne Menschen also einfach die besten Gene „rausgepickt"? Klar ist jedenfalls, dass die Vermischung mit Neandertalern Auswirkungen auf unser Immunsystem hatte[105]. Wie diese genau aussahen bzw. noch heute aussehen, wird weiter untersucht werden.

Auch wenn Herpesviren bereits die gemeinsamen Vorfahren der Neandertaler und der modernen Menschen infiziert hatten, kann eine unterschiedliche Evolution durchaus dazu führen, dass das Immunsystem der Neandertaler nicht mehr mit den Herpesviren der modernen Menschen fertig wurde – zumindest nicht schnell genug. Haben also Herpesviren letztendlich für den Untergang der Neandertaler gesorgt? Das ist bisher nicht eindeutig nachgewiesen, sollte aber als Möglichkeit oder zumindest als ein Faktor nicht ignoriert werden. Die Hinweise, dass eingeschleppte Krankheiten zum Aussterben der Neandertaler geführt haben, verdichten sich jedenfalls.

Aufmerksamen Lesern mag hier eine Diskrepanz auffallen: Herpesviren sollen wirtsspezifisch sein, dann aber doch vom modernen Menschen auf Neandertaler übergegangen sein?

Tatsächlich stellt die Vermischung von modernen Menschen und Neandertalern biologische Konzepte in Frage. Eine Art wird als eine Gruppe von Individuen definiert, die sich fortpflanzen können und gemeinsam wieder fortpflanzungsfähigen Nachwuchs zeugen können. Liger beispielsweise sind Nachkommen einer Kreuzung aus Löwe und Tiger. Es handelt sich bei diesen Tieren aber nicht um eine eigene Art, da die Nachkommen von Löwen und Tigern unfruchtbar sind. Als sich moderne Menschen und Neandertaler vermischt haben, müssen aber fortpflanzungsfähige Nachkommen entstanden sein, da Menschen sonst heute keine Neandertaler-Gene in sich tragen würden. Waren moderne Menschen und Neandertaler somit jeweils keine eigene Art, oder sind Herpesviren doch nicht so wirtsspezifisch?

Auch wenn nicht bewiesen ist, dass Herpesviren überhaupt zwischen modernen Menschen und Neandertalern übertragen wurden, bin ich der Meinung, dass sich moderne Menschen und Neandertaler genetisch nicht so sehr unterscheiden, wie lange Zeit angenommen wurde. Eventuell kann man diese Menschengruppen vielmehr mit Hunderassen vergleichen: Ein Husky und ein Terrier mögen verschieden aussehen, sind aber in der Lage, fortpflanzungsfähigen Nachwuchs zu zeugen.

Immer wieder komme ich darauf zurück, dass Viren ihren Wirt eigentlich nicht töten wollen. Das ist leicht gesagt und auch einleuchtend. Aber warum gibt es dann noch heute schwerwiegende Herpeserkrankungen? Warum haben es Herpesviren nicht vollständig geschafft, harmlos für uns zu werden? So viele Viren leben mit uns und auf uns, ohne dass wir krank werden. Vermutlich sind es viel mehr, als wir annehmen oder kennen. Wieso also haben Herpesviren dies nicht geschafft? War die Evolution bis heute etwa noch zu kurz?

Auf diese Fragen kann ich keine abschließende Antwort geben. Diese Frage wird die Menschheit vermutlich niemals beantworten können. Im Laufe meiner Arbeit mit Herpesviren habe ich viel über die Anpassung an uns Menschen als Wirt und die Evolution mit uns nachgedacht. Ich bin keine Evolutionsbiologin, weshalb meine Ansichten hier vielmehr als persönliche Meinung denn als wissenschaftliche Fakten zu verstehen sind. Dennoch möchte ich meine Ansichten, die sich aus einem virologischen Standpunkt heraus ergeben, gerne mit euch teilen.

Herpesviren haben eigentlich nicht ganz versagt. Immerhin leben die meisten Menschen im Einklang mit ihnen und bemerken ein Leben lang nichts von ihnen. Wirklich ernsthafte Herpesvirusinfektionen kommen vor allem bei immungeschwächten Personen vor wie AIDS- oder Transplantationspatienten, oder eben auch bei Säuglingen.

Erst die moderne Medizin hat es möglich gemacht, Organe zu transplantieren und dafür das Immunsystem eines Menschen zu unterdrücken, um Abstoßungsreaktionen zu vermeiden. Von einem evolutionsbiologischen Standpunkt aus sind solche Umstände für Herpesviren Neuland und für Herpesviren, die schon seit Millionen von Jahren existieren, vermutlich gerade eben erst geschehen. Auch AIDS-Patienten gibt es, im Vergleich zu Personen mit Herpesvirusinfektionen, gerade erst seit gestern. HIV hat es erst kürzlich in die menschliche Population geschafft. Streng genommen führt im Prinzip die HIV-Infektion zu Komplikationen mit Herpesviren. HIV-Infizierte können inzwischen dank moderner Medizin gut behandelt werden. Deshalb stellen Herpesviren auch keine größere Gefahr mehr für diese Personengruppe dar als für andere.

Das humane Herpesvirus 8, auch Kaposi-Sarkom-Herpesvirus genannt, wurde wie erwähnt erst 1994 entdeckt, und zwar, als Forscher Tumorgewebe von AIDS-Patienten untersuchten. Diese Kaposi-Sarkome kamen vorwiegend bei AIDS-Patienten vor und wurden daher auch erst sehr spät wahrgenommen. Somit hängt die Entdeckung dieses achten humanen Herpesvirus mit dem gehäuften Auftreten einer ansonsten sehr seltenen Tumorerkrankung zusammen. Hätte man KSHV zu dieser Zeit überhaupt schon entdeckt, wenn HIV nie in die menschliche Population eingedrungen wäre? Hätte man im Falle einer anderweitigen Zufallsentdeckung diese Art von Tumor überhaupt als Symptom dem Herpesvirus 8 zuordnen können? Im Nachhinein sind diese Fragen wohl nicht mehr zu beantworten. Aber es scheint, als hätte sich die Welt in den letzten 100 Jahren schneller verändert, als Herpesviren mit ihrer Anpassung nachkommen. Heutige Risikogruppen wie Transplantationspatienten oder immungeschwächte AIDS-Patienten hat es in der Steinzeit noch nicht gegeben. Zumindest Ersteres traue ich mich konsequent auszuschließen.

Alles in allem scheint ein intaktes Immunsystem der Schlüssel für die friedliche Koexistenz zwischen Mensch und Herpesvirus zu sein. Herpesviren hatten im Laufe der Evolution vermutlich keine Gelegenheit, sich an Menschen mit einem geschwächten Immunsystem anzupassen. Denn Menschen mit einem geschwächten Immunsystem hätten in der Steinzeit nicht lange überlebt bzw. wären bereits an anderen Krankheitserregern gestorben, bis Herpesviren überhaupt zu einem Problem werden konnten. Die moderne Medizin macht es so gesehen erst möglich, dass Herpesviren zum Problem für immungeschwächte Personen werden können.

All dies sind Gedanken und Fragen, mit denen ich versuche, Herpesviren und ihre Auswirkungen besser verstehen zu können. Denn auch wenn eventuell vieles auf die rasante Entwicklung der modernen Medizin zurückzuführen sein könnte, bleibt für mich eine ungeklärte Frage zurück, eine Frage, auf die ich noch keine zufriedenstellende Antwort gefunden habe: Weshalb haben Herpesviren teils so gravierende

Auswirkungen auf Föten und Säuglinge? Föten und Säuglinge sind schließlich die Grundvoraussetzung für das Fortbestehen der Menschheit, was auch im Interesse der Herpesviren sein sollte. Sterben wir Menschen aus, sterben sie mit uns aus. Wieso also hat sich die Gefahr, die von Herpesviren auf Ungeborene und Babys ausgeht, nicht im Laufe der Evolution verabschiedet? Es wäre doch viel sinnvoller für Herpesviren, wenn sie für Säuglinge harmlos wären. Schließlich wollen Herpesviren in ihrem Wirt fortbestehen und auf andere übergehen. Was hat es also für einen Sinn, seinen Wirt bereits am Anfang seines Lebens zu schädigen? Es leuchtet natürlich ein, seinen Wirt direkt am Anfang des Lebens zu infizieren, da das Virus so die Zeitspanne seiner Verbreitung maximieren kann. Aber meiner Meinung nach steht die Gesundheit eines Wirts proportional zu seiner Interaktion mit potenziellen anderen Wirten, auf die das Herpesvirus übergehen kann. Das Virus sollte also eigentlich sicherstellen, dass sein Wirt ein gewisses Alter erreicht, sodass er Kontakte zu anderen Wirten pflegen kann.

Wieder läuft wohl alles auf das Immunsystem heraus. Säuglinge und auch Föten haben noch kein so ausgereiftes Immunsystem wie Erwachsene. Man könnte hier der Evolution den Vorwurf machen, dass sie hierfür noch keine Lösung gefunden hat. Gelten schwer an Herpesvirusinfektionen erkrankte Babys etwa als vernachlässigbar? Setzt sich die Evolution lieber mit „wichtigeren" Themen auseinander?

Hier ist die Natur in einer Zwickmühle: Sollen nun Herpesviren harmloser werden oder soll sich das Immunsystem von Babys so verändern, dass es die Eindringlinge schneller und besser bändigen kann? An sich wären mir beide Lösungen recht. Leider habe ich nicht die Hoffnung, dass eine solche Anpassung, in welche Richtung auch immer, in naher Zukunft passieren wird. Denn gravierende Erkrankungen von Neugeborenen finden sich auch im Tierreich.

Pferdebesitzer haben eventuell schon einmal von Pferdeherpes gehört. Pferde werden von neun verschiedenen Herpesviren befallen[106], die unterschiedliche Symptome hervorrufen können. Interessanterweise leiden auch bei Pferden vor allem Fohlen unter Herpesvirusinfektionen. Zwar ist gegen Pferdeherpes ein Impfstoff verfügbar; dieser bietet aber nur unzureichend Schutz.

Im Juni 2018 sind im Hamburger Tierpark Hagenbeck zwei Elefantenjungen an einer Elefantenherpesvirusinfektion gestorben[107]. Auch hier sind Herpesviren vor allem für Jungtiere gefährlich.

Die Hoffnung, dass Herpesviren ungefährlich für Säuglinge werden können, scheint somit eher unrealistisch. Letztendlich bleibt also wieder einmal nur die Forschung, die hoffentlich in naher Zukunft wirksame Impfstoffe nicht nur gegen humane Herpesviren entwickeln kann.

Kapitel 8: Weltgesundheitsorganisation (WHO) warnt vor neuem, globalem Gesundheitsproblem

Ich habe lange mit mir gerungen, ob ich dem Thema Impfungen in diesem Buch ein eigenes Kapitel einräumen soll. Dagegen sprach vor allem, dass sich dieses Buch vorrangig mit Herpesviren beschäftigt und bisher – mit Ausnahme von VZV – keine Impfungen gegen Herpesviren verfügbar sind.

Im Laufe dieses Buches habe ich bereits grundlegende Mechanismen der Virologie dargestellt, wie die Virusausbreitung oder den Aufbau von Viren. Alle Herpesviren haben ihren Auftritt erhalten und duften sich vorstellen. Auch mit Blick auf die Evolution habe ich versucht, Herpesviren besser verständlich zu machen. Mir ist es ein Anliegen, dass die Kernaussagen dieses Buches nicht durch eine Debatte über Impfungen überlagert werden. Definitiv will ich mich auch nicht auf eine Diskussion einlassen, ob Impfungen sinnvoll sind. Man könnte ein ganzes Buch nur darüber schreiben, was an Falschmeldungen, Irrglauben, Missverständnissen und Aberglauben über Impfungen kursiert. Es ist an dieser Stelle nicht mein Ziel, mich in die hitzigen Diskussionen mit Impfgegnern einzuklinken. Obwohl ich Impfungen im Allgemeinen bis zu diesem Punkt nicht thematisieren musste, sehe ich mich nun doch gezwungen, einige Worte dazu zu verlieren.

Heute ist der 3. Februar 2019. Es ist Sonntag und ich sitze mit meinem Laptop auf dem Sofa. Draußen ist es grau und es fallen ein paar Schneeflocken vom Himmel. Nichts motiviert, das Haus zu verlassen. Mein Freund sitzt im Arbeitszimmer an seinem Schreibtisch und arbeitet an irgendeiner Präsentation. Ich surfe durchs Internet und lese einige Artikel. Ich werde den

Gedanken einfach nicht los, dass ich das Thema Impfen nicht ignorieren kann. Bereits seit zwei Wochen grüble ich darüber nach, ob ich dieses Kapitel wirklich schreiben und ins Buch aufnehmen soll. Mein Ziel ist es nicht, ausschweifend zu erklären, was Impfungen sind, wie sie funktionieren und warum sie sinnvoll sind. Hierfür gibt es bereits eine Reihe guter Sachbücher, die dieses Thema erklären und veranschaulichen. Vielmehr möchte ich auf eine Problematik aufmerksam machen.

Das letzte und ausschlaggebende Ereignis, weshalb ich nun doch dieses Kapitel schreibe, ist die Bekanntgabe der World Health Organization (WHO) vor einigen Tagen: Sie nannte zehn globale Gesundheitsprobleme für das Jahr 2019. Diese Liste ist auf der Internetseite der WHO zu finden und führt folgende Gesundheitsprobleme auf[108]:

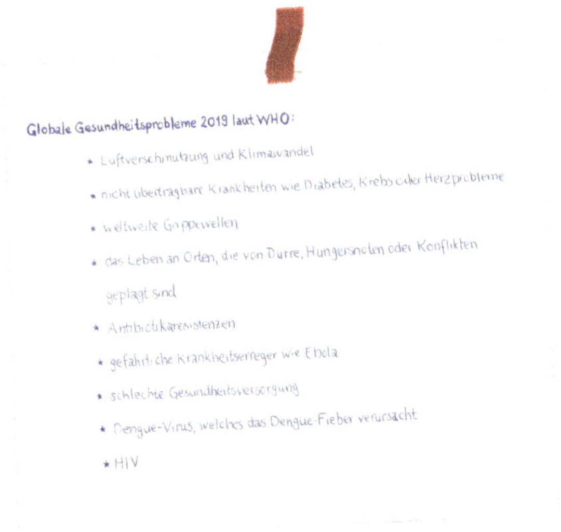

Globale Gesundheitsprobleme 2019 laut WHO:

* Luftverschmutzung und Klimawandel
* nicht übertragbare Krankheiten wie Diabetes, Krebs oder Herzprobleme
* weltweite Grippewellen
* das Leben an Orten, die von Dürre, Hungersnöten oder Konflikten geplagt sind
* Antibiotikaresistenzen
* gefährliche Krankheitserreger wie Ebola
* schlechte Gesundheitsversorgung
* Dengue-Virus, welches das Dengue-Fieber verursacht
* HIV

Abbildung 15:   Globale Gesundheitsprobleme 2019 laut WHO

Wenn ich ehrlich bin, hat mich nichts auf dieser Liste überrascht. Viren wie HIV, Ebola, Grippeviren und auch Dengue
sind keine neuen Pathogene, sondern treiben schon länger ihr
Unwesen. Für mich als Virologin war es somit nicht sonderlich
erstaunlich, dass es diese Vertreter auf die Liste geschafft haben. Vielleicht sei noch zur Grippe gesagt, dass es sich hierbei
nicht um einen grippalen Infekt, sondern um die richtige
Grippe handelt. Diese wird vom Influenza-Virus ausgelöst und
verläuft viel schwerwiegender und langwieriger als eine Erkältung. Außerdem kann es hier zu weiteren Symptomen wie
Herzmuskelentzündungen kommen, wenn der Patient sich
nicht ausreichend Ruhe gönnt und die Grippe nicht richtig

auskuriert. Im Gegensatz zu einem grippalen Infekt sterben zahlreiche Menschen an einer Grippe; so haben Grippewellen in der Vergangenheit schon Millionen Todesopfer gefordert.

Dass Krankheiten wie Diabetes und Krebs ein globales Problem sind, überrascht vermutlich auch die wenigsten. Gerade Diabetes entwickelt sich zur Volkskrankheit, was vor allem das Gesundheitssystem von Industrieländern sehr belastet. Krebs ist nicht gleich Krebs. Es gibt die unterschiedlichsten Arten und Ausprägungen von Tumoren, die auch verschiedene Ursachen haben. Somit müssen die jeweiligen Krebsarten auch individuell behandelt werden. Leider spielen bei der Krebsentstehung eine Reihe von Faktoren eine Rolle, die die Wissenschaft gerade erst zu verstehen beginnt.

Luftverschmutzung und Klimawandel sind ohnehin gerade in aller Munde. Jeden Tag hört man Politiker über Feinstaub- und Stickoxidwerte streiten. Luftverschmutzung ist natürlich ein nicht zu vernachlässigendes Problem. Wer noch nie in chinesischen Großstädten war, kann sich eine „richtige" Luftverschmutzung vermutlich nur schwer vorstellen. Auch der Klimawandel gibt ständig Anlass zur Diskussion. Aktuell gehen jeden Freitag Schüler auf die Straße, um auf den Klimawandel aufmerksam zu machen. Das halte ich an sich für eine gute Sache – aber bewirken solche Aktionen am Ende tatsächlich etwas? Der Klimawandel wird Opfer fordern, daran habe ich keinen Zweifel – auch wenn Donald Trump bei aktuell sibirischen Temperaturen in Teilen der USA auf den Klimawandel als Heizung setzt[109].

Ich will mich an dieser Stelle nicht in politischen Debatten verlieren, auch wenn es über all diese Punkte viel zu diskutieren gäbe. Ein Thema, das es auch auf die Liste geschafft hat, habe ich in diesem Buch aber bereits angekratzt: Antibiotikaresistenzen.

Bisher habe ich nur klargestellt, dass Antibiotika bei Viren nichts ausrichten, da sie nur gegen Bakterien wirken. Dies darf hier gern nochmal deutlich zum Ausdruck kommen. Die Probleme der Antibiotika sind die auftretenden Resistenzen, die durch die breite und oft fehlerhafte Nutzung entstehen. Bakterien wollen sich natürlich nicht von Antibiotika ausmerzen lassen, verändern sich und bilden Resistenzen aus. Hat sich einmal eine Antibiotikaresistenz bei einem Bakterium manifestiert, kann das jeweilige Antibiotikum nichts mehr gegen die Erreger ausrichten. Fatalerweise bleibt diese Resistenz erhalten und wird vererbt. Die Bakterien dieser Spezies sind also auch beim nächsten Patienten noch resistent. Allmählich ergibt sich hier das Problem, dass Bakterien Resistenzen wie manche Menschen Briefmarken sammeln. Es entstehen multiresistente Keime, gegen die keine Antibiotika mehr wirksam sind. Jährlich sterben Tausende von Menschen weltweit an Infektionen mit multiresistenten Keimen. Die Entwicklung neuer Medikamente ist dringend erforderlich.

Aber zurück zur Frage von oben: Warum motiviert mich diese Liste, in einem Buch über Herpesviren ein Kapitel über Impfungen einzuschieben?

Vielleicht ist euch aufgefallen, dass die oben gezeigte Liste nur aus neun Punkten besteht. Den zehnten habe ich euch bisher vorenthalten. Tatsächlich hat mich dieser Punkt überrascht – und genau dieser Punkt führte dazu, dass das Folgende hier nun zu lesen ist. Das zehnte globale Gesundheitsproblem des Jahres 2019 sind nämlich laut WHO: Impfgegner.

Im Jahr 2000 wurden Masern in den USA für ausgerottet erklärt. Masern ist eine hochansteckende, durch das Masernvirus hervorgerufene Infektionskrankheit, die vor allem Kinder betrifft. Entgegen dem oft bestehenden Irrglauben, dass Masern eine harmlose Kinderkrankheit mit ein bisschen Ausschlag seien, kann es bei einer Infektion auch zu schwerwiegenden Komplikationen wie Lungen- oder Gehirnentzündung und damit sogar zum Tod kommen[110]. Besonders bei immungeschwächten Personen wie Schwangeren oder Säuglingen können die Verläufe kritisch sein. Leider kursiert sogar die Ansicht, dass Masern positiv für die Entwicklung eines Kindes sein können. Tatsächlich ist aber das Gegenteil der Fall. Im Kapitel über das menschliche Immunsystem habe ich beschrieben, dass das adaptive Immunsystem über ein Gedächtnis verfügt und sich an durchlebte Krankheiten und frühere Eindringlinge erinnert. Dadurch hat es schneller eine passende Antwort auf eine erneute Infektion parat. Die Infektion mit Masern kann aber zu einer Art Amnesie des Immunsystems führen[111]. Das Immunsystem vergisst quasi die bereits aufgebaute Abwehr gegen andere Viren oder Bakterien und kann von diesen wieder leichter befallen werden. Eine Infektion mit dem Masernvirus kann somit zu einer erhöhten Anfälligkeit für andere Infektionen führen. Eine Maserninfektion schwächt damit unser gesamtes Immunsystem und ist keinesfalls eine harmlose Kinderkrankheit.

Gegen Masern ist ein Impfstoff verfügbar, der meist in der Dreifachimpfung Masern-Mumps-Röteln (MMR) verabreicht wird. Generell empfiehlt die STIKO die erste Impfung von Säuglingen ab dem 11. Monat, die zweite im Alter von 15 bis 23

Monaten. Aber auch nicht oder nur einmal geimpften Erwachsenen wird die Impfung empfohlen[74].

Mit der Entwicklung eines Impfstoffes gegen Masern sollte diese Krankheit ausgerottet werden. Die USA erreichten dieses Ziel im Jahr 2000, und auch Deutschland setzte sich dieses Ziel. Im Jahr 2016 wurde jedoch offiziell im Deutschen Ärzteblatt verkündet, dass Deutschland an diesem Ziel gescheitert ist[112]. Aktuell gibt es auch keinerlei Hoffnung, dass das Ziel in naher Zukunft erreicht werden könnte.

Aber wann kann ein Virus durch eine Impfung tatsächlich ausgerottet werden? Als ausgerottet bezeichnet man ein Virus, wenn es weniger als einen Fall pro einer Million Einwohner gibt. Eine Ausrottung ist überhaupt nur dann möglich, wenn das Virus kein anderes Lebewesen als Wirt, sozusagen keine alternative Unterbringung zur Vermehrung nutzen kann. Masernviren können nur uns Menschen infizieren, weshalb eine Ausrottung mittels eines Impfstoffes möglich ist. Dies hat bereits bei den Pocken funktioniert, würde aber beispielsweise so nicht bei Influenzaviren zu erreichen sein. Die Grippeviren können sowohl Schweine als auch Vögel infizieren, weshalb sie nie ganz auszurotten sein werden. Dies ist auch der Grund, weshalb Influenza-Impfstoffe ständig neu produziert werden müssen. Sie werden stets nach den Stämmen entwickelt, die aktuell in der menschlichen Population kursieren. Die größte Gefahr besteht für Menschen immer dann, wenn es ein neuer Influenza-Stamm in unsere Population schafft.

Es können also nur Viren ausgerottet werden, die ausschließlich uns Menschen infizieren können. Da auch Herpesviren wirtsspezifisch sind, gibt dies Hoffnung für die Zukunft. Ich habe bereits angesprochen, dass ein Impfstoff für das humane Herpesvirus 3, VZV, verfügbar ist. Das Ziel der Wissenschaft ist es, Impfstoffe gegen alle acht humanen Herpesviren zu entwickeln.

Bei Masern ist dieser Impfstoff schon viel länger vorhanden als bei VZV. Wieso wurde das Masernvirus also nicht bereits ausgerottet, so wie das Pockenvirus? Die Antwort hierauf lässt sich wieder im Beispiel der Herdenimmunität finden. Ist der Impfschutz der Bevölkerung nicht ausreichend hoch, können sich Viren stets in einigen Personen vermehren. Die Impfpflicht gegen das Pockenvirus führte zur Ausrottung und hat sogar zur Folge, dass Kinder heute nicht mehr gegen Pocken geimpft werden müssen. Das könnte beim Masernvirus auch erreicht werden. So kam es auch, dass die USA im Jahr 2000 die Masern zwar für ausgerottet erklärt haben, heute aber die höchste Anzahl an Masernausbrüchen seither zu verzeichnen haben. Für mich während ich diese Zeilen schreibe erst kürzlich, nämlich am 1. Februar 2019, aktualisierte das Center for Disease Control and Prevention (amerikanisches Zentrum für Krankheitskontrolle und Prävention) seine Homepage über Masernfälle und Ausbrüche[113]. Seit 2016 ist die Zahl der Masernfälle in den USA stetig gestiegen. Während in den Jahren 2016 und 2017 noch 86 bzw. 120 Masernfälle gemeldet wurden, so waren es im Jahr 2018 bereits 372. Allein im Januar 2019 wurden bereits 79 Fälle gemeldet. Auch bei uns in Europa sieht es nicht besser aus. Die Zahl der Masernfälle erreichte 2018 einen traurigen Rekordwert und war so hoch wie seit zehn Jahren nicht mehr[114].

Vor allem durch Reisende können Viren heutzutage schnell wieder eingeschleppt werden, auch wenn sie eigentlich in einem Land als ausgerottet gelten. Eine Ausbreitung findet natürlich nur dann statt, wenn das Virus empfängliche, also ungeimpfte Menschen findet, die es infizieren und sich somit ausbreiten kann. Ich verfolge aktuell – im Winter/Frühjahr 2019 – in den Medien, wie in einigen Teilen der USA öffentliche Gesundheitsnotfälle ausgerufen werden, da sich das Masernvirus unkontrolliert zu verbreiten droht. Vor allem in Teilen von Portland verbreitet sich das Masernvirus rasant[115]. Diese Gegend scheint ein bekannter Hotspot für Impfgegner zu sein[116]. Aus wissenschaftlicher Sicht ist dies eine Bestätigung des Prinzips der Herdenimmunität, wenn auch eine traurige. Die Leidtragenden sind die Personen, die noch nicht oder überhaupt nicht geimpft werden können. Vor allem Neugeborene erkranken oft schwer an einer Masernvirusinfektion. Gerade diese Bevölkerungsgruppe soll durch die Herdenimmunität geschützt werden, da Neugeborene noch nicht gegen Masern geimpft werden können.

Den größten Schaden in Bezug auf die heutige Impfeinstellung der Gesellschaft hat wohl der Arzt Andrew Wakefield angerichtet, der inzwischen ein Berufsverbot in Großbritannien erhalten hat. Im Jahr 1998 veröffentlichte er eine Studie, die angeblich eine Verbindung zwischen der Impfung gegen Masern-Mumps-Röteln und Autismus festgestellt haben will. Da diese Forschungsergebnisse weder reproduziert noch bestätigt werden konnten, wurde die Studie offiziell zurückgezogen. Es wurde bekannt, dass Wakefield eine Reihe von Geldzahlungen erhalten haben soll und die Forschungsergebnisse entsprechend gefälscht hat[117]. Leider treibt Wakefield immer noch sein Unwesen – vor allem auf diversen Plattformen im Internet – und auch 20 Jahre später hält sich dieser (wie wir es heute so schön nennen) Fake Fact konsequent. Inzwischen wurde durch zahlreiche Studien ein Zusammenhang zwischen Autismus und der MMR-Impfung widerlegt. Eine der neuesten Studien aus Dänemark hat 657.461 Kinder, geboren zwischen 1999 und 2010, untersucht[118]. Es wurden Daten über MMR-Impfungen und Autismus-Diagnosen der jeweiligen Kinder sowie etwaige bestehende Autismus-Diagnosen von Geschwistern einbezogen. Dabei konnte kein Zusammenhang zwischen dem Risiko für Autismus und einer MMR-Impfung gefunden werden. Dies ist nur eine weitere Studie, die zeigt, dass MMR-Impfungen nicht zu Autismus führen.

Leider werden Studien wie diese nicht so medienwirksam inszeniert, wie das oft bei Anti-Impf-Slogans der Fall ist. Diese scheinen sich im Netz nahezu unkontrolliert zu verbreiten. Gerade Impfgegner können ihre Parolen heutzutage leicht über das Internet verbreiten und damit weit mehr Menschen erreichen, als das noch vor 50 Jahren der Fall gewesen wäre.

Kapitel 9: Herpesviren – finaler Faktencheck

Dieses Buch nähert sich seinem Ende. In der Schule und auch an der Universität wurde mir – und da bin ich sicher nicht die Einzige – stets eingetrichtert, dass jeder Vortrag, jede Präsentation und jeder Text eine Take Home Message braucht. Um dieser Erwartungshaltung mehr als gerecht zu werden, habe ich die Take Home Message dieses Buches bereits in den Titel verfrachtet: Wir haben alle Herpes!

Jeder Mensch ist mit Herpesviren infiziert. Grund zur Panik gibt es aber nicht. Dennoch haben Herpesviren wesentlich mehr Aufmerksamkeit verdient, als es derzeit der Fall ist.

Weiter vorn im Buch habe ich erzählt, dass ich oft amüsante Kommentare und Fragen zum Thema meiner Doktorarbeit erhalte. Was ich darauf erwidert habe, könnt ihr euch nach dem Lesen dieses Buches sicherlich selbst erschließen. Trotzdem hier noch einmal das Wichtigste im Überblick:

1. **„Ich habe Glück! Ich bin gegen Herpes immun!"**
Niemand ist gegen Herpes immun. In der Regel sprechen Menschen hier ausschließlich vom allseits bekannten Lippenherpes. Obwohl die Mehrheit mit dem humanen Herpessimplex-Virus 1 infiziert ist, bricht er nicht bei allen (regelmäßig) aus. Daher sind einige der Ansicht, dass sie immun sein müssten.

2. **„Das hatte ich auch schon mal. Ist aber schon lange wieder weg!"**
Auch hier sprechen wohl die meisten von HSV-1. Es mag sein, dass die Symptome nur ein einziges Mal aufgetreten sind, aber

die meisten sind sich wohl nicht bewusst, dass das Virus ein Leben lang in ihrem Körper verweilt. Wirklich weg ist es somit nie.

3. „Ich habe keinen Herpes!"

Es dürfte deutlich geworden sein, dass jeder Mensch Herpesviren in sich trägt. Den meisten ist schlichtweg nicht bewusst, wie viele Herpesviren es gibt und, dass beispielsweise auch VZV, das Windpocken verursacht, ein Herpesvirus ist. VZV und andere Herpesviren, wie EBV oder HHV-6 und -7, haben eine Durchseuchungsrate von weit über 90 % in der menschlichen Population. Gern darf man mir den einen Menschen präsentieren, der keines der acht humanen Herpesviren in sich trägt – falls es diesen einen Menschen geben sollte. Ich behaupte, es gibt ihn nicht.

4. „Suchst du Antibiotika gegen Herpesviren?"

Antibiotika können gegen Viren nichts ausrichten. Es wird somit nie Antibiotika gegen Herpesviren geben. Das Pendant zu Antibiotika bei Viren sind die Virostatika.

5. „Das ist super! Sag mir Bescheid, wenn du ein Heilmittel für Lippenherpes gefunden hast!"

Sag niemals nie. Dennoch kann ich mir in naher Zukunft kein „Heilmittel" vorstellen, das latente Herpesviren aus dem Körper eliminieren soll. Behandlungen mit antiviralen Medikamenten werden natürlich weiterentwickelt. Diese können jedoch das Virus nicht aus dem Körper verdrängen, vielmehr verhindern sie die Vermehrung. Langfristig ist das Ziel natürlich die Entwicklung effektiver Impfstoffe, um eine Infektion präventiv zu verhindern.

Es ist mir ein Anliegen, meine Leser mit den wichtigsten Fakten über Herpesviren zu versorgen. Gerne darf dieses Wissen bei Familienfesten, Grillpartys, im Büro oder beim Kaffeeklatsch munter verbreitet werden. Denn es ranken sich viel zu viele Mythen um das Thema Herpesviren, das doch jeden Menschen etwas angeht. Daher zum Abschluss die zehn wichtigsten Fakten über Herpesviren und nochmals alle acht humanen Herpesviren im Vergleich.

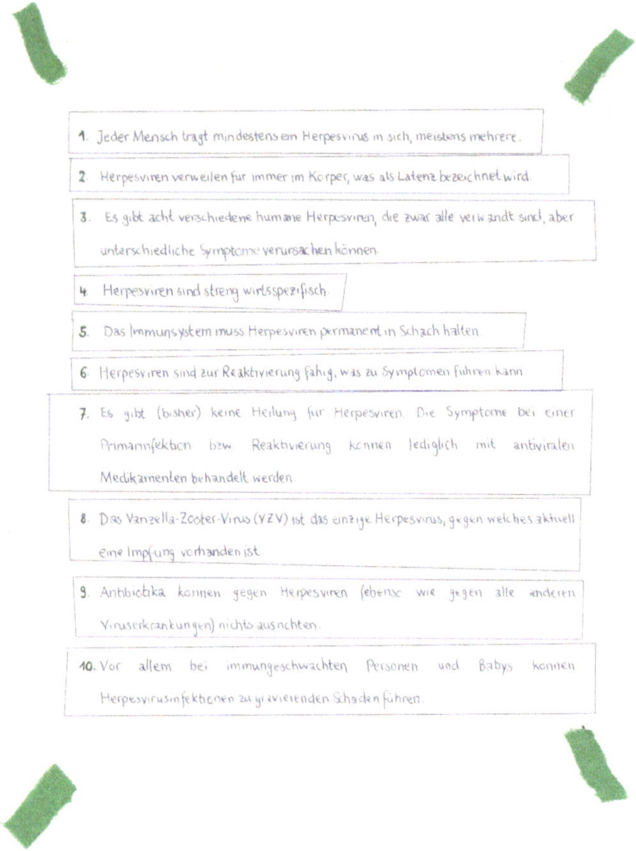

1. Jeder Mensch trägt mindestens ein Herpesvirus in sich, meistens mehrere.

2. Herpesviren verweilen für immer im Körper, was als Latenz bezeichnet wird.

3. Es gibt acht verschiedene humane Herpesviren, die zwar alle verwandt sind, aber unterschiedliche Symptome verursachen können.

4. Herpesviren sind streng wirtsspezifisch.

5. Das Immunsystem muss Herpesviren permanent in Schach halten.

6. Herpesviren sind zur Reaktivierung fähig, was zu Symptomen führen kann.

7. Es gibt (bisher) keine Heilung für Herpesviren. Die Symptome bei einer Primärinfektion bzw. Reaktivierung können lediglich mit antiviralen Medikamenten behandelt werden.

8. Das Varizella-Zoster-Virus (VZV) ist das einzige Herpesvirus, gegen welches aktuell eine Impfung vorhanden ist.

9. Antibiotika können gegen Herpesviren (ebenso wie gegen alle anderen Viruserkrankungen) nichts ausrichten.

10. Vor allem bei immungeschwächten Personen und Babys können Herpesvirusinfektionen zu gravierenden Schäden führen.

Abbildung 16:   Die zehn wichtigsten Fakten über Herpesviren

Tabelle 5: Die acht humanen Herpesviren und die Symptome, die sie hervorrufen können

Humanes Herpesvirus (HHV)	Anderer Name/ bekannt als (Trivialname)	Symptome
HHV-1	Herpes-simplex-Virus 1 (HSV-1)	Herpesbläschen vorwiegend im Gesicht, aber auch im Genitalbereich Schwerwiegend: Gehirnentzündungen, Infektionen der Augen
HHV-2	Herpes-simplex-Virus 2 (HSV-2)	Herpesbläschen vorwiegend im Genitalbereich Schwerwiegend: Gehirnentzündungen, Infektionen der Augen
HHV-3	Varizella-Zoster-Virus (VZV)	Primärinfektion: Windpocken Reaktivierung: Gürtelrose (Herpes Zoster)
HHV-4	Epstein-Barr-Virus (EBV)	Infektion im Kindesalter meist asymptomatisch. Spätere Infektionen können zum Ausbruch des Pfeifferschen Drüsenfiebers führen Schwerwiegend: Entstehung von Krebs (zusätzliche Faktoren noch unbekannt)
HHV-5	Cytomegalovirus (CMV)	Primärinfektion meist asymptomatisch. Eine Infektion während der Schwangerschaft kann beim Fötus beispielsweise zu geistigen Behinderungen, Seh- oder Gehörverlust führen Gefährlich für Menschen mit schwachem Immunsystem oder Transplantationspatienten (z. B. Lungenentzündungen, Leber- oder Darmschädigungen, Augenentzündungen)
HHV-6	–	Infektion meist asymptomatisch.
HHV-7	–	Kann bei Kindern zum Drei-Tage-Fieber führen. Gefährlich für Menschen mit schwachem Immunsystem oder Transplantationspatienten (z. B. Lungenentzündungen, Leber- oder Darmschädigungen, Augenentzündungen)
HHV-8	Kaposi-Sarkom-Herpesvirus (KSHV)	Infektionen können bei immungeschwächten Patienten zur Ausbildung von verschiedenen Krebsarten führen

171

Nachwort: Kein leichtes Pflaster für Wissenschaftler heutzutage

Meine Begeisterung für Herpesviren und CMV im Speziellen dürfte im Laufe dieses Buches deutlich geworden sein. Auch wenn Herpesviren unsere ständigen Begleiter sind, ist sich kaum einer dessen bewusst. Wir hören in den Medien so gut wie nichts über dieses Thema und kommen auch sonst in keiner Form damit in Berührung. Ich wünsche mir, dass ich einigen von euch die Relevanz dieses Themas näherbringen konnte. Herpesviren und insbesondere CMV dürfen nicht ignoriert werden. Ich will hier keine Panik verbreiten. Aber Ignoranz ist keine Therapie. Die Forschung hat noch alle Hände voll zu tun. Da sich diese Forschung leider nicht von selbst finanziert, ist die Beachtung eines Themas in der Gesellschaft immer auch ein wichtiger Punkt, was die Verteilung der zur Verfügung stehenden Finanzmittel angeht. Ich freue mich, dass durch den Zukunftspreis 2018 das Thema CMV immerhin kurzzeitig etwas in den Fokus der Öffentlichkeit gerückt ist, und hoffe, dass CMV und alle anderen Herpesviren in Zukunft die Aufmerksamkeit bekommen, die sie (leider) verdienen.

Am Beispiel von CMV lässt sich gut erkennen, dass Aufmerksamkeit und das Bewusstsein einer möglichen Gefahr bereits Auswirkungen haben können. Hygieneschulungen und Interventionen von Schwangeren könnten die Infektionsraten von CMV während der Schwangerschaft deutlich reduzieren. Wenn es mir also durch dieses Buch gelingt, dass CMV und allen anderen Herpesviren mehr Aufmerksamkeit zuteilwird und somit auch nur ein Kind vor möglichen Langzeitschäden bewahrt wird, hat sich das Schreiben dieses Buches gelohnt.

Das Schreiben ist für mich aber noch lange nicht zu Ende: Nun werde ich mich auf das Schreiben meiner Doktorarbeit konzentrieren und diese hoffentlich erfolgreich abschließen können. Mein freundlicher Professor ist inzwischen im Ruhestand und auch ich werde der universitären Forschung demnächst den Rücken kehren. Nicht weil es mir keinen Spaß mehr macht oder ich kein Interesse mehr daran hätte. Es ist eine Entscheidung für eine Sicherheit, die ich persönlich für mein Leben möchte.

Zu viele Wissenschaftler an deutschen Universitäten hangeln sich von einem befristeten Vertrag zum nächsten. Das ist leider der Forschungsalltag. Es gibt immer weniger feste Stellen und viele werden nicht mehr nachbesetzt. So kann es schnell passieren, dass ein Familienvater mit Mitte 40, der seit 20 Jahren Kraft und Energie in die Wissenschaft steckt, keinen festen Arbeitsvertrag hat. Ich selbst habe einige Beispiele mitbekommen, die mir gezeigt haben, dass ich nicht der Typ für ein solches System bin. Ich will mich nicht von Vertrag zu Vertrag, von Projekt zu Projekt schleppen. Mein Weg wird mich daher in die Industrie führen. Ob ich dort weiter forschen kann, wird sich zeigen. Selbst wenn ich nicht die Chance habe, weiter als Forscherin tätig zu sein, werde ich diesen Preis für die Sicherheit eines festen Jobs und ein auf Dauer geregeltes Einkommen zahlen. Vielleicht möchte ich eines Tages ein Haus bauen oder eine Eigentumswohnung kaufen. Wie soll ich einer Bank klarmachen, dass mein Arbeitsvertrag für mein aktuelles Forschungsprojekt nur noch zwei Jahre läuft? Würde ich unter diesen Voraussetzungen einen Kredit bekommen?

Aber warum ist die Situation an deutschen Universitäten so, wie sie aktuell ist? Als Wissenschaftler an einer Universität ist man entweder über Hausmittel der eigenen Einrichtung oder über Drittmittel beschäftigt. Drittmittel sind finanzielle Mittel, die aus Stiftungen, Forschungsprojekten oder aus der Industrie kommen. Da die Hausmittel oft begrenzt sind, versuchen Wissenschaftler anderweitig an Drittmittel zu kommen. Hat man eine Idee oder bereits ein Projekt am Laufen, kann man einen Antrag schreiben und ihn zum Beispiel bei einer Stiftung einreichen. Dort wird er geprüft und dann entschieden, ob eine Förderung erteilt wird. Eine andere Möglichkeit ist die Reaktion auf eine Ausschreibung. Hat eine Firma beispielsweise ein konkretes Projekt im Sinn oder auch nur eine bestimme Summe an Geld, die sie für die Forschung einsetzen möchte, kann sie eine Ausschreibung dafür machen, auf die man sich melden kann. Auch hier verfasst man einen Antrag und stellt seine Idee sowie das Vorhaben vor. Hat man Glück, erhält man die Förderung und hat wieder für die nächsten zwei bis vier Jahre Geld zur Verfügung. Meistens werden dann Doktoranden eingestellt, die diese Projekte bearbeiten und Ergebnisse liefern sollen.

In Deutschland haben wir immerhin das Glück, dass vergleichsweise viele dieser Anträge bewilligt werden und die Finanzierungschancen weit besser stehen als in anderen Ländern. Auch meine Promotion wurde über Drittmittelprojekte finanziert. Mit Sicherheit hätten weit weniger Studierende die Chance auf eine Promotion, gäbe es diese Drittmittel nicht. Eine Promotionsstelle zu befristen ist meiner Meinung nach auch selbstverständlich: Es gibt ein klares Ziel; ist das erreicht, endet das Beschäftigungsverhältnis. Natürlich gibt es zahlreiche Fälle, bei denen die Finanzierung bereits während der Promotion ausläuft, aber das ist ein ganz anderes Problem.

Die größere Herausforderung besteht in dem System, das nach der Promotion folgt. Möchte man weiter als Wissenschaftler an einer Universität arbeiten, so folgt nach abgeschlossener Promotion die sogenannte Postdoc-Phase. Hier beginnt das Rennen um das nächste Projekt, den nächsten Vertrag oder das Einwerben von Drittmittelgeldern. Bitte versteht mich nicht falsch. Ich halte Drittmittel für sehr wichtig. Das Problem liegt meiner Meinung nicht in den Finanzierungsmöglichkeiten. In einem idealen System, komplett nach meinen Vorstellungen, wären diese Drittmittel als Bonus zu sehen. Mit diesen Mitteln könnten Wissenschaftler ihren Etat aufstocken, Geräte anschaffen, die sie sich sonst nicht leisten könnten, oder einen weiteren Doktoranden finanzieren. Die Wissenschaftler dahinter sollten aber eine feste Stelle haben und nicht um die nächste Finanzierung bangen müssen. Von diesen Drittmitteln dürfen nicht Karrieren oder sogar Existenzen abhängen.

Das Problem der Befristung der Wissenschaftsstellen an Universitäten scheint auch die Politik wahrgenommen zu haben. Die Lösung, die dafür gefunden wurde, ist aber eher suboptimal: Zur Anwendung kommt hier das Gesetz über befristete Arbeitsverträge in der Wissenschaft, das Wissenschaftszeitvertragsgesetz (WissZeitVG). Die Idee dahinter ist lobenswert: Wissenschaftler sollen nach zwölf Jahren nicht weiter befristet beschäftigt werden dürfen. So entstand die Zwölfjahresregel. Diese basiert auf dem Prinzip, dass jede Tätigkeit der „nächsten Stufe" gilt: Nicht promovierte Wissenschaftler sollen nach sechs Jahren ihre Promotion in der Tasche haben, nach weiteren sechs Jahren soll die Habilitation abgeschlossen sein. Hat man für die Promotion keine sechs Jahre gebraucht, hat man für die Zeit bis zum Professor noch etwas Luft und darf die nicht in Anspruch genommene Zeit addieren. Somit ergeben sich zwölf Jahre.

Aber was, wenn diese Zeit für die Habilitation nicht ausgereicht hat? Oder wenn man überhaupt nicht Professor werden möchte? Ich habe mir den Gesetzestext des WissZeitVG einmal zu Gemüte geführt. Wie alle Gesetze ist auch dieses sehr umständlich formuliert, zumal ich nicht Jura studiert habe. Eine Anstellung nach Ablauf der zwölf Jahre ist dann immer noch möglich, wenn die Anstellung zu mehr als 50 % durch Drittmittel finanziert ist und die Tätigkeit dem Zweck dieser Drittmittel dient. Aber damit besteht das Problem der Befristung fort. Hat man außerdem nicht das Glück, die Drittmittel für eine weitere Anstellung parat zu haben, endet in der Realität die Karriere an der Universität meist abrupt.

Einen solchen Fall habe ich selbst miterlebt. Eine hervorragende Wissenschaftlerin war an der Grenze dieser zwölf Jahre angelangt. Die Liste der Anforderungen für eine Habilitation war noch nicht vollständig abgehakt und eigentlich war eine Professur nie ihr Ziel, sondern die Forschung stand im Vordergrund. An dem Zeitpunkt, als die zwölf Jahre abgelaufen waren, waren gerade keine Drittmittelgelder verfügbar. Was nun? Ihr blieb nichts anderes übrig, als sich arbeitslos zu melden und der Forschung den Rücken zu kehren. Nach so vielen Jahren an der Universität ist dies sicher nicht leicht. Auch der Einstieg in die Industrie, ein völlig fremdes Umfeld, ist nicht einfach. Immerhin ist die wirtschaftliche Situation in Deutschland gerade sehr gut. Es gibt zahlreiche offene Stellen für Naturwissenschaftler. Daher konnte auch sie eine neue Stelle finden. Aber ist dies das Ziel? Sollen hervorragende Wissenschaftler gezwungen werden, die Universität zu verlassen, weil zwölf Jahre vergangen sind? Jahrelang wird Zeit und Geld in die Ausbildung dieser Forscher gesteckt. Doch anstatt diese immensen Kompetenzen zu nutzen, werden Wissenschaftler regelrecht vor die Tür gesetzt. Jedes Jahr gehen der Forschung zahlreiche tolle Wissenschaftler verloren.

Mir ist klar, dass das WissZeitVG darauf abzielt, die Befristung einzudämmen. Aber in der Realität führt dies nun mal nicht zu einer unbefristeten Anstellung nach zwölf Jahren, sondern gleicht eher einem Vor-die-Tür-Setzen. Auch wenn es Mittel und Wege gibt, dieses System zu umgehen, kann dies nicht der Normalfall werden. Das Problem ist also die Gesetzgebung. Man hat versucht ein Problem zu lösen – und es damit verschlimmert. Ich bin politisch nicht engagiert. Genau das ist wahrscheinlich ein Teil des Problems. Naturwissenschaftler sind nun mal keine Politiker. In § 8 des WissZeitVG steht: „Die Auswirkungen dieses Gesetzes werden im Jahr 2020 evaluiert." Ich bin gespannt, wie diese Evaluation ausfallen wird. Mich wird sie vermutlich nicht an der Universität halten können. Ich will mich nicht dem Druck der befristeten Verträge aussetzen. Dieses System entspricht nicht meinen Vorstellungen.

Nun will ich mein Buch nicht mit einem Gefühl der Machtlosigkeit gegenüber dem universitären System oder der Politik beenden. Meine Zeit an der Universität hatte durchaus ihre schönen Seiten. Das Forscherdasein birgt auch eine Art Freiheit. Man widmet sich einem bestimmten Thema, investiert viel Schweiß und Zeit und grübelt oft, auch in der Nacht, über mögliche Lösungsansätze. Auch dieses Buch war für mich ein

Projekt. Ich habe gerne Zeit investiert und mir kamen in den unterschiedlichsten Situationen Ideen und Einfälle für Formulierungen, Inhalte oder ich stieß auf interessante Fakten. Herpesviren haben somit in den letzten vier Jahren meinen Alltag bestimmt – zum Glück aber nur auf wissenschaftlicher Ebene. Auch wenn die Faszination für Herpesviren fortbesteht, bin ich nun bereit für eine neue berufliche Herausforderung.

Und noch ein Nachwort aus gegebenem Anlass ...

Viele von euch werden sich nun denken: ein Buch mit zwei Nachworten – was soll das? Kann sie kein Ende finden? Hat sie etwas vergessen? Nein, ich habe nichts vergessen. Oder besser gesagt: Ich hatte nichts vergessen. Damals zumindest nicht.

Das Buch ist geschrieben, das Lektorat ist durchgeführt, die Grafiken sind erstellt. Eigentlich steht der Veröffentlichung meines Werkes nichts mehr im Wege. Und doch sitze ich wieder mit meinem Laptop auf dem Schoß auf dem Sofa und haue in die Tasten.

Wie an so vielen Stellen in diesem Buch trennt euch nur eine dünne Seite zu den Worten davor, zu dem Gelesenen, das nicht weit weg erscheint. Für mich aber ist es ein ganzes Jahr, das zwischen den Zeilen hier und den Zeilen auf der vorherigen Seite liegt. Seither hat sich viel verändert.

Ich habe dieses Buch am 14. Dezember 2018 begonnen. Es war ein Freitag, den ich wohl nicht vergessen werde. An diesem Tag kam mir die Idee für dieses Buch. Bis März 2019 habe ich viel Zeit und Herzblut in das Schreiben gesteckt. Danach stand der Abschluss meiner Doktorarbeit an erster Stelle. Mein Buchprojekt habe ich aber stets im Hinterkopf behalten und mich darauf gefreut, es zu Ende zu bringen. Was ich mir nicht hätte vorstellen können, waren die aktuellen Bedingungen und Vorkommnisse, unter denen ich mein Buch veröffentlichen würde.

Während der Entstehung dieses Buches, im Zeitraum von Dezember 2018 bis März 2019, ist virologisch (wie immer) viel in der Welt passiert: Die Masern waren ein Thema, die WHO erklärte Impfgegner zu einem globalen Gesundheitsproblem 2019 und es wurde über den Deutschen Forschungspreis berichtet. Das alles konntet ihr an verschiedenen Stellen in diesem Buch lesen. Ich weiß, dass ich mehr auf diese Themen in den Medien achte, als das andere eventuell tun. Für mich vergeht kein Tag, an dem Viren kein Thema für mich sind. Das ist als Virologin nicht überraschend. Aktuell kommt aber niemand um das Thema Virologie herum.

Heute ist Samstag, der 21. März 2020, kurz nach 19:00 Uhr. Laut aktuellem Stand gibt es in dieser Stunde weltweit 266.073 und in Deutschland 18.323 bestätigte Infektionen[119],[120] mit einem neuen, bisher unbekannten Virus: SARS-CoV-2.

Die Bundes- und Landesregierungen erlassen aktuell täglich neue Maßnahmen, um die rasante Verbreitung des neuen Virus zu verlangsamen. Hättet ihr mich vor einem Jahr gefragt, wie aktuell das Thema Viren zum Zeitpunkt der Veröffentlichung meines Buches in der Gesellschaft, in Deutschland und auf der gesamten Welt sein würde, hätte ich mir niemals eine weltweite Pandemie vorgestellt.

Dieses Buch handelt nicht von Coronaviren. Ich möchte durch das Aufgreifen dieses Themas in einem zweiten Nachwort keine künstliche Aufmerksamkeit für mein Buch erwecken. Das Thema dieses Buches sind Herpesviren, die ihre eigene Aktualität und Relevanz haben. Dennoch fühlt es sich unvollständig und ignorant an, die aktuellen Geschehnisse nicht anzusprechen. Als Virologin kann ich dies nicht tun. Mit Sicherheit habt ihr an der ein oder anderen Stelle dieses Buches unwillkürlich direkte Parallelen zum neuen Virus gezogen. Mir geht es heute nicht anders, auch wenn zum Zeitpunkt der Entstehung dieses Buches das neue Coronavirus noch kein Thema war. Ich habe mich bewusst dagegen entschieden, den Inhalt meines Buches zu verändern oder anzupassen. Das Ergebnis dieser Entscheidung ist ein zweites Nachwort, das ihr gerade lest – auch wenn das untypisch ist. Aber besondere Situationen erfordern besondere Maßnahmen.

Besondere Maßnahmen ergreifen wie erwähnt auch die Regierungen und Ministerpräsidenten. Und das auch aus gutem Grund. Die Verbreitung des neuen Virus in einer Gesellschaft ohne Immunität muss verlangsamt werden, sonst stößt unser Gesundheitssystem an seine Grenzen und wird heillos überlastet. Dies kann aktuell in Italien und Frankreich beobachtet werden.

Ich möchte hier nicht auf die erschreckende Situation eingehen, die sich derzeit in der Welt abspielt. Das würde den Rahmen sprengen. Eine Sache aber liegt mir als Virologin am Herzen und ist auch einer der Gründe, weshalb ich ein Buch über Herpesviren geschrieben habe: Ich möchte Mythen und Falschmeldungen aus der Welt schaffen. Deshalb möchte ich diese Zeilen nutzen, um den aktuellen Wissensstand über das neue Coronavirus darzulegen – für all diejenigen, die an den wichtigsten Fakten über das neue Coronavirus interessiert sind. (Auch hier möchte ich noch einmal darauf hinweisen, dass ich nur den aktuellen Stand der Wissenschaft darlegen kann, der sich in der aktuellen dynamischen Entwicklung täglich ändert.)

In Lehrbüchern finden wir Passagen wie: „Infektionen mit dem Virus des schweren respiratorischen Syndroms (SARS-Coronavirus, SARS-CoV) sind bei Menschen erstmals im Winter 2002/03 [...] aufgetreten. Dieser einmalige Ausbruch verursachte weltweit über 8.000 manifeste Infektionen und 700

Todesopfer ..." (entnommen aus Modrow *et al.* 2010: *Moleku-lare Virologie*, 3. Auflage[121]). Hier und in anderen Lehrbüchern werden sicherlich bald Überarbeitungen vorgenommen. Der Ausbruch dieses Coronavirus war damals sicher „einmalig". Aktuell ist er dies jedoch nicht mehr. Hier muss also eine Ver-bindung bestehen. Aber fangen wir von vorn an.

Wenn man allgemein von Coronaviren spricht, ist damit eine gesamte Familie an Viren gemeint. Es gibt nicht das eine Coronavirus. Humane Coronaviren wurden erstmals 1965 be-schrieben und aufgrund ihrer Erscheinung (morphologisch, also aufgrund ihrer Form, da damals noch keine genetischen Untersuchungen möglich waren) als neue Familie definiert[122]. An der Stelle helfen uns die virologischen Grundprinzipien, die ich in Kapitel 1 meines Buches erklärt habe. Bei Coronaviren handelt es sich um behüllte Viren. Aufgrund von Proteinen, die sich in und auf dieser Hülle befinden, erscheinen Coronaviren unter dem Elektronenmikroskop so, als hätten sie eine Art Strahlenkranz – daher auch der Name aus dem Lateinischen: *corona* = die Krone.

Coronavirusinfektionen führen bei uns Menschen meistens zu harmlosen Erkältungskrankheiten. Man schätzt, dass etwa 10 % aller Atemwegserkrankungen durch Coronaviren hervor-gerufen werden und daher bis zu 90 % der Erwachsenen Anti-körper gegen diese Viren im Blut haben[121]. Auch bei Tieren fin-den sich zahlreiche Coronaviren. Coronaviren an sich sind also nichts Neues für uns.

Die meisten Coronaviren verbreiten sich endemisch, das heißt, ihre Übertragungen sind örtlich begrenzt. Bisher gab es aber auch zwei große Ausbrüche von Coronaviren in der menschlichen Population, die sich epidemisch und pandemisch, also seuchenartig, verbreitet haben (dazu gleich mehr). Hierbei bezeichnet eine Epidemie die Ausbreitung einer Krankheit mit vielen Infizierten innerhalb eines bestimmten Gebietes, während eine Pandemie eine länder- und kontinentalübergreifende Ausbreitung meint.

Im Gegensatz zu Herpesviren sind Coronaviren nicht streng wirtsspezifisch. Das bedeutet, sie können verschiedene Wirte infizieren und auf andere Wirte übergehen. Beide bisherigen großen Ausbrüche von Coronaviren sind das Ergebnis sogenannter Zoonosen. Eine Zoonose bezeichnet eine Infektionskrankheit, die zwischen Mensch und Tier übertragen werden kann. Auch das neue Coronavirus SARS-CoV-2 ist – das möchte ich hier vorwegnehmen – das Ergebnis einer Zoonose.

Der erste Ausbruch geschah wie erwähnt in den Jahren 2002/03 und wurde vom SARS-CoV (von engl. *severe acute respiratory syndrome coronavirus*) ausgelöst[123]. Der zweite Ausbruch ging auf das MERS-CoV (von engl. *middle east respiratory syndrome coronavirus*) im Jahr 2012 zurück[124]. Beide Coronavirus-Ausbrüche hatten hohe Mortalitätsraten von etwa 10 % (SARS-CoV) bzw. etwa 35 % (MERS-CoV)[125].

Man geht davon aus, dass vor allem Fledermäuse ein natürliches Reservoir für Coronaviren sind. Für die Übertragung von SARS-CoV und MERS-CoV auf uns Menschen wird aber auch die Übertragung durch Zwischenwirte (also andere Tiere) auf uns Menschen diskutiert[126].

Aktuell befinden wir uns in einem weiteren Coronavirus-Ausbruch mit einem neuen Coronavirus, dem SARS-CoV-2. Anhand des Namens lässt sich unschwer die Verwandtschaft zum SARS-CoV von 2002/2003 erkennen. Es handelt sich aber um ein neues Virus, das aktuell in der menschlichen

Population zirkuliert. Die Krankheit, die durch dieses Virus verursacht wird, wird als COVID-19 (von engl. *coronavirus disease 2019*) bezeichnet, da diese erstmals im Dezember 2019 beschrieben wurde. Heute, etwa drei Monate später, ist die Datenlage aus wissenschaftlicher Sicht noch sehr dünn. Ich versuche dennoch die bisherigen Erkenntnisse darzulegen.

Aktuell wird vermutet, dass SARS-CoV-2 von Fledermäusen stammen könnte, da ein Coronavirus in Fledermäusen gefunden wurde, das eine 96%ige genetische Übereinstimmung mit SARS-CoV-2 aufweist[127]. Es werden aber auch andere Tiere und Zwischenwirte diskutiert.

Die durchschnittliche Inkubationszeit beim Menschen wird aktuell auf ca. 5 Tage geschätzt; die häufigsten klinischen Symptome von COVID-19 sind Fieber, Husten, Atemnot oder Atembeschwerden und Muskelschmerzen[128–130]. Die aktuellen Todeszahlen können auf der Seite der WHO verfolgt werden. Es ist aber noch schwer, eine Mortalitätsrate zu berechnen – vor allem aufgrund der hohen Dunkelziffer – diese wird sich wohl zwischen 0,5 und 3 % bewegen[129,131]. Im Vergleich zu SARS-CoV und MERS-CoV hat das SARS-CoV-2 also glücklicherweise eine sehr viel geringere Todesrate.

Die Übertragung von SARS-CoV-2 verläuft über direkten Kontakt zu infizierten Personen, Tröpfcheninfektion und Schmierinfektionen. Auch eine Übertragung durch eine infizierte Person, die aber selbst keine klinischen Symptome aufweist, ist möglich. Gefährdet sind vor allem immungeschwächte Personen und Personen mit Vorerkrankungen[128–130]. Aktuell gibt es noch keinen Impfstoff, die Forschung arbeitet jedoch auf Hochtouren daran.

Das Robert Koch-Institut informiert auf seiner Homepage und beantwortet häufig gestellte Fragen. Ich kann an dieser Stelle nur jeden bitten, seine Informationen aus seriösen Quellen zu beziehen. Informationen, die über Nachrichtendienste wie zum Beispiel WhatsApp verbreitet werden, sind mit äußerster Vorsicht zu genießen. Derzeit kursieren vor allem Kettenbriefe mit vermeintlichen Informationen von Experten oder Falschmeldungen, dass zum Beispiel Tee trinken vor einer Coronavirusinfektion schützt. Natürlich ist viel Trinken gesund, und mit heißem Wasser kann man Viren zumindest auf Oberflächen unschädlich machen. Woher aber die Meldung kommt, dass Tee trinken vor einer Ansteckung schützt, kann ich mir nicht erklären. Weiterhin wird zum Konsum von Alkohol gegen SARS-CoV-2 geraten. Diese Falschinformation entsteht vermutlich aus Halbwissen: Natürlich sind behüllte Viren anfällig für Alkohole, die Bestandteil von Desinfektionsmitteln sind. Dies meint aber eine Desinfektion von Oberflächen oder Händen durch Desinfektionsmittel. Der Konsum von Alkohol hat keinerlei schützende Funktion gegen eine Ansteckung mit SARS-CoV-2.

Das Thema Desinfektionsmittel ist aktuell ohnehin brisant. Viele Menschen versuchen sich mit literweise Desinfektionsmittel einzudecken. Gegen SARS-CoV-2 (wie auch gegen andere behüllte Viren) kann jedoch nur Desinfektionsmittel mit folgenden nachgewiesenen Wirkungsbereichen angewendet werden: „begrenzt viruzid", „begrenzt viruzid PLUS" oder „viruzid". Alle anderen Desinfektionsmittel haben keine Wirkung. Dies gilt auch für antibakterielle Mittel, denn sie wirken, wie der Name schon sagt, gegen Bakterien. Das Horten von Desinfektionsmitteln ist vor allem für das Gesundheitssystem, wo diese Mittel zwingend erforderlich sind, schädlich. Die allgemeinen Hygieneregeln zu befolgen ist viel wichtiger und effektiver, um sich vor einer Ansteckung zu schützen.

Ebenfalls zu den Falschmeldungen gehört die scheinbar skandalöse Nachricht, dass einige Personen herausgefunden hätten, dass das neue Virus überhaupt nicht neu sei, da ja bereits auf alten Desinfektionsmittelflaschen Hinweise zu lesen sind, dass diese gegen Coronaviren wirksam sind. Was an dieser Meldung falsch ist, brauche ich wohl nicht mehr zu erklären, da ich bereits beschrieben habe, dass es sich bei Coronaviren um eine ganze Familie handelt, bereits einige Coronaviren in die menschliche Population eingedrungen sind und es nicht das eine Coronavirus gibt.

Eine weitere Falschmeldung kam für mich nicht allzu überraschend: Es wurde spekuliert, ob das neue SARS-CoV-2 als Biowaffe in Laboren entwickelt wurde. Natürlich ist es verständlich, dass für viele die wissenschaftliche Forschung in Laboren nicht greifbar oder mysteriös erscheint. Auch ist es verständlich, dass man tendenziell vor Dingen, die man nicht versteht, mehr Angst hat als vor anderen. Deshalb möchte ich klarstellen, dass Zoonosen ein natürliches Phänomen sind, das immer vorkommen kann. Die Gefahr von Zoonosen ist auch nicht neu. Es gibt bereits zahlreiche Maßnahmen zur Eindämmung potenzieller Gefahren durch Zoonosen. Der Ausbruch des SARS-CoV-2 ist somit nicht die erste Zoonose – und wird auch nicht die letzte sein.

Daher kann ich an dieser Stelle nur wiederholen: Bitte bezieht Informationen aus seriösen Quellen, zum Beispiel von den Seiten des Robert Koch-Instituts oder der WHO.

Aufgrund der aktuellen Situation war es mir ein Anliegen, das Thema SARS-CoV-2 in meinem Buch aufzugreifen. Wie erwähnt möchte ich aber nicht weiter auf die aktuelle Situation eingehen, da dies den Rahmen sprengen würde. Wie sich die Pandemie weiter entwickeln wird, kann ohnehin niemand mit Sicherheit sagen. Nur Modellrechnungen können anhand der aktuellen Zahlen und Maßnahmen aufgestellt werden; diese ändern sich aber täglich.

Das neue SARS-CoV-2 zeigt uns, wie schnell sich Gegebenheiten ändern können und die Wissenschaft täglich vor neue Herausforderungen gestellt wird. Leider verdeutlicht es auch, wie schnell sich Falschmeldungen und Verschwörungstheorien bilden und verbreiten können. Ich hoffe, dass ich ein kleines Stück dazu beitragen konnte, diese aus der Welt zu schaffen.

Viren sind und bleiben unsere ständigen Begleiter. Die moderne Medizin wird dabei nicht nur von neuen Viren wie dem SARS-CoV-2 auf die Probe gestellt. Auch Viren, die schon Millionen von Jahren in unserer Population kursieren, wie Herpesviren, geben uns noch immer Rätsel auf und scheinen uns immer einen Schritt voraus zu sein. Den Kampf gegen Viren führt die Menschheit seit Anbeginn und wird diesen auch bis zu ihrem Ende weiter führen.

Literaturverzeichnis

1. www.amazon.de; 14.12.2018.

2. Beijerinck MW. Uber ein contagium vivum fluidum als Ursache der Fleckenkrankheit des Tabaksblätter. *Verh konin Akad Wettenschappen te Amsterdam.* 1898.

3. Loeffler F, Frosch P. Berichte der Commission zur Erforschung der Maul- und Klauenseuche bei dem Institut für Infectionskrankheiten in Berlin. I.: Erstattet an den Cultusminister. *Dtsch Medizinische Wochenschrift.* 1898. doi:10.1055/s-0029-1204235

4. Raoult D, Audic S, Robert C, et al. The 1.2-megabase genome sequence of Mimivirus. *Science (80-).* 2004. doi:10.1126/science.1101485

5. Legendre M, Bartoli J, Shmakova L, et al. Thirty-thousand-year-old distant relative of giant icosahedral DNA viruses with a pandoravirus morphology. *Proc Natl Acad Sci.* 2014. doi:10.1073/pnas.1320670111

6. Archibald JM. Endosymbiosis and eukaryotic cell evolution. *Curr Biol.* 2015. doi:10.1016/j.cub.2015.07.055

7. Uebe R, Schüler D. Magnetosome biogenesis in magnetotactic bacteria. *Nat Rev Microbiol.* 2016. doi:10.1038/nrmicro.2016.99

8. Kraupner A, Eberbeck D, Heinke D, Uebe R, Schüler D, Briel A. Bacterial magnetosomes-nature's powerful contribution to MPI tracer research. *Nanoscale.* 2017. doi:10.1039/c7nr01530e

9. Mannucci S, Ghin L, Conti G, et al. Magnetic nanoparticles from Magnetospirillum gryphiswaldense increase the efficacy of thermotherapy in a model of Colon Carcinoma. *PLoS One.* 2014. doi:10.1371/journal.pone.0108959

10. Roossinck MJ. The good viruses: Viral mutualistic symbioses. *Nat Rev Microbiol*. 2011. doi:10.1038/nrmicro2491

11. Weiss RA. Human endogenous retroviruses: Friend or foe? *APMIS*. 2016. doi:10.1111/apm.12476

12. Sha M, Lee X, Li X ping, et al. Syncytin is a captive retroviral envelope protein involved in human placental morphogenesis. *Nature*. 2000. doi:10.1038/35001608

13. Hemelaar J. The origin and diversity of the HIV-1 pandemic. *Trends Mol Med*. 2012;18(3). doi:10.1016/j.molmed.2011.12.001

14. Keele BF, Van Heuverswyn F, Li Y, et al. Chimpanzee reservoirs of pandemic and nonpandemic HIV-1. *Science (80-)*. 2006;313(5786):523-526. doi:10.1126/science.1126531

15. Liu R, Paxton WA, Choe S, et al. Homozygous defect in HIV-1 coreceptor accounts for resistance of some multiply-exposed individuals to HIV-1 infection. *Cell*. 1996. doi:10.1016/S0092-8674(00)80110-5

16. Hütter G, Nowak D, Mossner M, et al. Long-Term Control of HIV by *CCR5* Delta32/Delta32 Stem-Cell Transplantation. *N Engl J Med*. 2009. doi:10.1056/NEJMoa0802905

17. Gupta RK, Abdul-jawad S, McCoy LE, et al. HIV-1 remission following CCR5Δ32/Δ32 haematopoietic stem-cell transplantation. *Nature*. 2019. doi:10.1038/s41586-019-1027-4

18. Hopkin M. Did Black Death boost HIV immunity in Europe? *Nature*. 2005. doi:10.1038/news050307-15

19. Grinde B. Herpesviruses: latency and reactivation – viral strategies and host response. *J Oral Microbiol*. 2013;5(1):22766. doi:10.3402/jom.v5i0.22766

20. Pebody RG, Andrews N, Brown D, et al. The

seroepidemiology of herpes simplex virus type 1 and 2 in Europe. *Sex Transm Infect*. 2004;80(3):185-191. doi:10.1136/sti.2003.005850

21. Chaabane S, Harfouche M, Chemaitelly H, Schwarzer G, Abu-Raddad L. Herpes simplex virus type 1 epidemiology in the Middle East and North Africa: systemic review, meta-analyses, and meta-regressions. *Sci Rep*. 2019;9(1):1136.

22. Rohner E, Wyss N, Trelle S, et al. HHV-8 seroprevalence: A global view. *Syst Rev*. 2014;3(11). doi:10.1186/2046-4053-3-11

23. Hellenbrand W, Thierfelder W, Müller-Pebody B, Hamouda O, Breuer T. Seroprevalence of herpes simplex virus type 1 (HSV-1) and type 2 (HSV-2) in former East and West Germany, 1997-1998. *Eur J Clin Microbiol Infect Dis*. 2005;24(2):131-135. doi:10.1007/s10096-005-1286-x

24. Bollaerts K, Riera-Montes M, Heininger U, et al. A systematic review of varicella seroprevalence in European countries before universal childhood immunization: Deriving incidence from seroprevalence data. *Epidemiol Infect*. 2017;145(13):2666-2677. doi:10.1017/S0950268817001546

25. Smatti MK, Al-Sadeq DW, Ali NH, Pintus G, Abou-Saleh H, Nasrallah GK. Epstein–Barr Virus Epidemiology, Serology, and Genetic Variability of LMP-1 Oncogene Among Healthy Population: An Update. *Front Oncol*. 2018;8(211). doi:10.3389/fonc.2018.00211

26. Lachmann R, Loenenbach A, Waterboer T, et al. Cytomegalovirus (CMV) seroprevalence in the adult population of Germany. *PLoS One*. 2018;13(7):e0200267. doi:10.1371/journal.pone.0200267

27. Cannon MJ, Schmid DS, Hyde TB. Review of

cytomegalovirus seroprevalence and demographic characteristics associated with infection. *Rev Med Virol*. 2010;20(4). doi:10.1002/rmv.655

28. Agut H, Bonnafous P, Gautheret-Dejean A. Laboratory and clinical aspects of human herpesvirus 6 infections. *Clin Microbiol Rev*. 2015;28(2):313-335. doi:10.1128/CMR.00122-14

29. Krueger GRF, Koch B, Leyssens N, et al. Comparison of seroprevalences of human herpesvirus-6 and -7 in healthy blood donors from nine countries. *Vox Sang*. 1998;75(3):193-197. doi:10.1159/000030986

30. Etta EM, Alayande DP, Ramarumo LGM, Gachara G, Bessong PO. HHV-8 seroprevalence and genotype distribution in Africa, 1998–2017: A systematic review. *Viruses*. 2018. doi:10.3390/v10090458

31. Withley R, Baines J. Clinical management of herpes simplex virus infections: past, present, and future. *F1000Research*. 2018;7:F1000 Faculty Rev-1726. doi:10.12688/f1000research.16157.1

32. Magaret AS, Mujugira A, Hughes JP, et al. Effect of Condom Use on Per-act HSV-2 Transmission Risk in HIV-1, HSV-2-discordant Couples. *Clin Infect Dis*. 2015;62(4):456-461. doi:10.1093/cid/civ908

33. Buske-Kirschbaum A, Geiben A, Wermke C, Pirke KM, Hellhammer D. Preliminary evidence for herpes labialis recurrence following experimentally induced disgust. *Psychother Psychosom*. 2001. doi:10.1159/000056231

34. Rabinstein AA. Herpes Virus Encephalitis in Adults. Current Knowledge and Old Myths. *Neurol Clin*. 2017;35(4):695-705. doi:10.1016/j.ncl.2017.06.006

35. Looker KJ, Magaret AS, May MT, et al. First estimates of the global and regional incidence of neonatal herpes infection. *Lancet Glob Heal*. 2017;5(3):e300-309. doi:10.1016/S2214-109X(16)30362-X

36. James SH, Kimberlin DW. Neonatal herpes simplex virus infection: Epidemiology and treatment. *Clin Perinatol.* 2015. doi:10.1016/j.clp.2014.10.005

37. Wang L, Yang R, Yuan B, Liu Y, Liu C. The antiviral and antimicrobial activities of licorice, a widely-used Chinese herb. *Acta Pharm Sin B.* 2015;5(4):310-315. doi:10.1016/j.apsb.2015.05.005

38. Bayan L, Koulivand PH, Gorji A. Garlic: a review of potential therapeutic effects. *Avicenna J phytomedicine.* 2014;4(1):1-14.

39. Yarborough M, Sharp RR. Public trust and research a decade later: What have we learned since Jesse Gelsinger's death? *Mol Genet Metab.* 2009;97(1):4-5. doi:10.1016/j.ymgme.2009.02.002

40. Hirsch T, Rothoeft T, Teig N, et al. Regeneration of the entire human epidermis using transgenic stem cells. *Nature.* 2017;551:327-332. doi:10.1038/nature24487

41. Andtbacka RHI, Kaufman HL, Collichio F, et al. Talimogene laherparepvec improves durable response rate in patients with advanced melanoma. *J Clin Oncol.* 2015;33(25):2780-2788. doi:10.1200/JCO.2014.58.3377

42. www.rki.de/DE/Content/Service/Presse/Presse mitteilungen/2018/14_2018.html; 14.12.2018; 03.02.2019.

43. Hecht J, Siedler A. Die Epidemiologie der Varizellen in Deutschland unter Einfluss der Varizellen-Impfempfehlung: Auswertung der Sentinel- und Meldepflichtdaten 2002–2014. *Bundesgesundheitsblatt - Gesundheitsforsch - Gesundheitsschutz.* 2017. doi:10.1007/s00103-016-2475-8

44. Vockerodt M, Yap LF, Shannon-Lowe C, et al. The Epstein-Barr virus and the pathogenesis of lymphoma. *J Pathol.* 2015. doi:10.1002/path.4459

45. Mims C, Dockrell HM, Goering R V, Roitt I, Wakelin D, Zuckermann M. *Medizinische Mikrobiologie Infektiologie*. München: Elsevier GmbH; 2006.

46. Salahuddin S, Ablashi D, Markham P, et al. Isolation of a new virus, HBLV, in patients with lymphoproliferative disorders. *Science (80-)*. 1986. doi:10.1126/science.2876520

47. Drago F, Ciccarese G. Update on infections with human herpesviruses 6A, 6B, and 7: A reply. *Med Mal Infect*. 2017;47(4):301-302. doi:10.1016/j.medmal.2017.02.005

48. Prusty BK, Gulve N, Rasa S, Murovska M, Hernandez PC, Ablashi D V. Possible chromosomal and germline integration of human herpesvirus 7. *J Gen Virol*. 2017. doi:10.1099/jgv.0.000692

49. Frenkel N, Schirmer EC, Wyatt LS, et al. Isolation of a new herpesvirus from human CD4+ T cells. *Proc Natl Acad Sci*. 1990. doi:10.1073/pnas.87.2.748

50. Chang Y, Cesarman E, Pessin MS, et al. Identification of herpesvirus-like DNA sequences in AIDS-associated Kaposi's sarcoma. *Science (80-)*. 1994. doi:10.1016/j.jdeveco.2018.08.013

51. Calabrò ML, Sarid R. Human herpesvirus 8 and lymphoproliferative disorders. *Mediterr J Hematol Infect Dis*. 2018;10(1):e2018061. doi:10.4084/MJHID.2018.061

52. Wang QJ, Jenkins FJ, Jacobsen LP, et al. Primary human herpesvirus 8 infection generates a broadly specific CD8+ T-cell response to viral lytic cycle proteins. *Blood*. 2001. doi:10.1182/blood.V97.8.2366

53. Coppedè F. Risk factors for Down syndrome. *Arch Toxicol*. 2016. doi:10.1007/s00204-016-1843-3

54. Rawlinson WD, Boppana SB, Fowler KB, et al. Congenital cytomegalovirus infection in pregnancy and the neonate: Consensus recommendations for

prevention, diagnosis, and therapy. *Lancet Infect Dis*. 2017.

55. Thackeray R, Wright A, Chipman K. Congenital cytomegalovirus reference material: A content analysis of coverage and accuracy. *Matern Child Health J*. 2014. doi:10.1007/s10995-013-1275-0

56. Buxmann H, Hamprecht K, Meyer-Wittkopf M, Friese K. Primary human cytomegalovirus (HCMV) infection in pregnancy. *Dtsch Arztebl Int*. 2017;114(4):45-52. doi:10.3238/arztebl.2017.0045

57. Dollard SC, Grosse SD, Ross DS. New estimates of the prevalence of neurological and sensory sequelae and mortality associated with congenital cytomegalovirus infection. *Rev Med Virol*. 2007;17(5):355-363. doi:10.1002/rmv.544

58. Manicklal S, Emery VC, Lazzarotto T, Boppana SB, Gupta RK. The "Silent" global burden of congenital cytomegalovirus. *Clin Microbiol Rev*. 2013;26(1):86-102. doi:10.1128/CMR.00062-12

59. Foulon I, Naessens A, Foulon W, Casteels A, Gordts F. A 10-Year Prospective Study of Sensorineural Hearing Loss in Children with Congenital Cytomegalovirus Infection. *J Pediatr*. 2008;153(1):84-88. doi:10.1016/j.jpeds.2007.12.049

60. Wang C, Zhang X, Bialek S, Cannon MJ. Attribution of congenital cytomegalovirus infection to primary versus non-primary maternal infection. *Clin Infect Dis*. 2011;52(2):e11-3. doi:10.1093/cid/ciq085

61. Bapistella S, Hamprecht K, Thomas W, et al. Short-Term Pasteurization of Breast Milk to Prevent Postnatal Cytomegalovirus Transmission in Very Preterm Infants. *Clin Infect Dis*. 2018. doi:10.1093/cid/ciy945

62. McGovern N, Shin A, Low G, et al. Human fetal dendritic cells promote prenatal T-cell immune suppression through arginase-2. *Nature*. 2017.

doi:10.1038/nature22795

63.   Fowler KB, Stagno S, Pass RF. Maternal Immunity and Prevention of Congenital Cytomegalovirus Infection. *J Am Med Assoc*. 2003;289(8):1008-1011. doi:10.1001/jama.289.8.1008

64.   Navti O, Hughes BL, Tang JW, Konje J. Comprehensive review and update of cytomegalovirus infection in pregnancy. *Obstet Gynaecol*. 2016;18:301-307. doi:10.1111/tog.12309

65.   Yamamoto AY, Mussi-Pinhata MM, Boppana SB, et al. Human cytomegalovirus reinfection is associated with intrauterine transmission in a highly cytomegalovirus-immune maternal population. *Am J Obstet Gynecol*. 2010;202(3):297.e1-8. doi:10.1016/j.ajog.2009.11.018

66.   Boppana SB, Rivera LB, Fowler KB, Mach M, Britt WJ. Intrauterine Transmission of Cytomegalovirus to Infants of Women with Preconceptional Immunity. *N Engl J Med*. 2001;344(18):1366-1371. doi:10.1056/NEJM200105033441804

67.   Cannon MJ, Davis KF. Washing our hands of the congenital cytomegalovirus disease epidemic. *BMC Public Health*. 2005;5(1):70. doi:10.1186/1471-2458-5-70

68.   Faure-Bardon V, Magny J-F, Parodi M, et al. Sequelae of congenital cytomegalovirus (cCMV) following maternal primary infection are limited to those acquired in the first trimester of pregnancy. *Clin Infect Dis*. 2018. doi:10.1093/cid/ciy1128

69.   Feldman B, Yinon Y, Oikawa MT, Yoeli R, Schiff E, Lipitz S. Pregestational, periconceptional, and gestational primary maternal cytomegalovirus infection: Prenatal diagnosis in 508 pregnancies. *Am J Obstet Gynecol*. 2011. doi:10.1016/j.ajog.2011.05.030

70.   Gindes L, Teperberg-Oikawa M, Sherman D, Pardo J,

Rahav G. Congenital cytomegalovirus infection following primary maternal infection in the third trimester. *BJOG An Int J Obstet Gynaecol*. 2008. doi:10.1111/j.1471-0528.2007.01651.x

71.   Picone O, Vauloup-Fellous C, Cordier AG, et al. A series of 238 cytomegalovirus primary infections during pregnancy: Description and outcome. *Prenat Diagn*. 2013. doi:10.1002/pd.4118

72.   www.amazon.de; 02.01.2019.

73.   www.g-ba.de/richtlinien/; 15.01.2019.

74.   www.rki.de/DE/Content/Infekt/EpidBull/Merk blaetter/merkblaetter_node.html; 03.02.2019; 10.02.2019; 30.09.2019.

75.   www.dak.de/dak/leistungen/dak-mamaplus-2117270.html; 30.09.2019.

76.   Schleiss MR, Permar SR, Plotkin SA. Progress toward development of a vaccine against congenital cytomegalovirus infection. *Clin Vaccine Immunol*. 2017. doi:10.1128/CVI.00268-17

77.   Pass RF, Zhang C, Evans A, et al. Vaccine prevention of maternal cytomegalovirus infection. *N Engl J Med*. 2009. doi:10.1097/01.ogx.0000356753.12837.a8

78.   Jacquemard F, Yamamoto M, Costa JM, et al. Maternal administration of valaciclovir in symptomatic intrauterine cytomegalovirus infection. *BJOG An Int J Obstet Gynaecol*. 2007;114(9):1113-1121. doi:10.1111/j.1471-0528.2007.01308.x

79.   Rawlinson WD, Hamilton ST, Van Zuylen WJ. Update on treatment of cytomegalovirus infection in pregnancy and of the newborn with congenital cytomegalovirus. *Curr Opin Infect Dis*. 2016;29(6):615-624. doi:10.1097/QCO.0000000000000317

80.   Revello MG, Tibaldi C, Masuelli G, et al. Prevention of

Primary Cytomegalovirus Infection in Pregnancy. *EBioMedicine*. 2015;2(9):1205-1210. doi:10.1016/j.ebiom.2015.08.003

81.   Kaspersen MD, Höllsberg P. Seminal shedding of human herpesviruses. *Virol J*. 2013;10:226. doi:10.1186/1743-422X-10-226

82.   www.organspende-info.de/aktuelles/nachrichten/jahresbericht-2017-zu-organspende-und-transplantation-in-deutschland.html; 07.03.2019.

83.   www.eurotransplant.org; 07.03.2019.

84.   www.eurotransplant.org; Statistical Report 2017; 07.03.2019.

85.   www.organspende-info.de; 10.03.2019; 20.04.2019; 30.09.2019.

86.   www.bundesgesundheitsministerium.de/presse/pressemitteilungen/2019/1-quartal/gzso-bundestag.html; 10.03.2019.

87.   Koval CE. Prevention and Treatment of Cytomegalovirus Infections in Solid Organ Transplant Recipients. *Infect Dis Clin North Am*. 2018;32(3):581-597. doi:10.1016/j.idc.2018.04.008

88.   www.dkms.de; 10.03.2019.

89.   www.zkrd.de; 10.03.2019.

90.   Erice A. Resistance of human cytomegalovirus to antiviral drugs. *Clin Microbiol Rev*. 1999;12(2):286-297.

91.   www.aicuris.com; 13.02.2019.

92.   Melendez DP, Razonable RR. Letermovir and inhibitors of the terminase complex: A promising new class of investigational antiviral drugs against human cytomegalovirus. *Infect Drug Resist*. 2015;8:269-277. doi:10.2147/IDR.S79131

93. www.deutscher-zukunftspreis.de; 13.02.2019.

94. www.aicuris.com/125/News-Media/Deutscher-Zukunftspreis-2018-Award-Winners.htm; 13.02.2019.

95. Cherrier L, Nasar A, Goodlet KJ, Nailor MD, Tokman S, Chou S. Emergence of letermovir resistance in a lung transplant recipient with ganciclovir-resistant cytomegalovirus infection. *Am J Transplant.* 2018;18(12):3060-3064. doi:10.1111/ajt.15135

96. Arvin A, Campadelli-Fiume G, Mocarski E, et al. *Human Herpesviruses: Biology, Therapy, and Immunoprophylaxis.*; 2007. doi:10.1017/CBO9780511545313

97. Davison AJ. Evolution of the herpesviruses. *Vet Microbiol.* 2002;86(1-2):69-88. doi:10.1016/S0378-1135(01)00492-8

98. www.berliner-zeitung.de/panorama/missionar-auf-north-sentinel-getoetet--ich-liebe-euch-und-jesus-liebt-euch--31652634; 08.02.2019.

99. Wolff H, Greenwood AD. Did viral disease of humans wipe out the Neandertals? *Med Hypotheses.* 2010;75(1):99-105. doi:10.1016/j.mehy.2010.01.048

100. Ko KH. Hominin interbreeding and the evolution of human variation. *J Biol Res.* 2016;17. doi:10.1186/s40709-016-0054-7

101. Krause J, Fu Q, Good JM, et al. The complete mitochondrial DNA genome of an unknown hominin from southern Siberia. *Nature.* 2010;484. doi:10.1038/nature08976

102. Vernot B, Tucci S, Kelso J, et al. Excavating Neandertal and Denisovan DNA from the genomes of Melanesian individuals. *Science (80-).* 2016;352(6282):235-239. doi:10.1126/science.aad9416

103. Slon V, Mafessoni F, Vernot B, et al. The genome of the offspring of a Neanderthal mother and a Denisovan father. *Nature*. 2018;561. doi:10.1038/s41586-018-0455-x

104. Sullivan AP, de Manuel M, Marques-Bonet T, Perry GH. An evolutionary medicine perspective on Neandertal extinction. *J Hum Evol*. 2017;108. doi:10.1016/j.jhevol.2017.03.004

105. Quach H, Rotival M, Pothlichet J, et al. Genetic Adaptation and Neandertal Admixture Shaped the Immune System of Human Populations. *Cell*. 2016;167(3):643-656. doi:10.1016/j.cell.2016.09.024

106. Maxwell LK. Antiherpetic Drugs in Equine Medicine. *Vet Clin North Am - Equine Pract*. 2017;33(1):99-125. doi:10.1016/j.cveq.2016.12.002

107. www.welt.de/regionales/hamburg/article177439978 /Hagenbeck-Zweites-Elefantenjunges-in-Hamburger-Tierpark-erkrankt.html; 26.07.2019.

108. www.who.int/emergencies/ten-threats-to-global-health-in-2019; 03.02.2019.

109. www.faz.net/aktuell/politik/trumps-praesidentschaft/kaeltewelle-in-den-usa-donald-trump-versteht-klimawandel-nicht-16017229.html; 03.02.2019.

110. Moss WJ. Measles still has a devastating impact in unvaccinated populations. *PLoS Med*. 2007;4(1):e24. doi:10.1371/journal.pmed.0040024

111. Laksono BM, de Vries RD, Verburgh RJ, et al. Studies into the mechanism of measles-associated immune suppression during a measles outbreak in the Netherlands. *Nat Commun*. 2018;4944. doi:10.1038/s41467-018-07515-0

112. www.aerzteblatt.de/nachrichten/71561/Deutschland-scheitert-bei-der-Masern-Ausrottung; 07.02.2019.

113. www.cdc.gov/measles/cases-outbreaks.html; 07.02.2019.

114. www.aerztezeitung.de/medizin/krankheiten/infekt ionskrankheiten/masern/article/981010/who-zahl-masernfaelle-europa-explodiert.html; 08.02.2019.

115. www.vox.com/2019/1/27/18199514/measles-outbreak-2018-clark-county-washington; 07.02.2019.

116. www.dailymail.co.uk/health/article-6623389/Anti-vaccination-hotspot-near-Portland-leads-officials-public-health-emergency-measles.html; 03.02.2019; 30.09.2019.

117. briandeer.com/mmr/lancet-deer-1.htm; 06.03.2019.

118. Hviid A, Hansen J, Frisch M, Melbye M. Measles, Mumps, Rubella Vaccination and Autism: A Nationwide Cohort Study. *Ann Intern Med*. 2019. doi:10.7326/M18-2101

119. experience.arcgis.com/experience/685d0ace521648 f8a5beeeee1b9125cd; 21.03.2020, 19:12 Uhr.

120. www.ecdc.europa.eu/en/cases-2019-ncov-eueea; 21.03.2020, 19:14 Uhr.

121. Modrow S, Falke D, Truyen U, Schätzl H. *Molekulare Virologie*.; 2010. doi:10.1007/978-3-8274-2241-5

122. Tyrrell DAJ, Bynoe ML. Cultivation of a Novel Type of Common-cold Virus in Organ Cultures. *Br Med J*. 1965;1(5448). doi:10.1136/bmj.1.5448.1467

123. Drosten C, Günther S, Preiser W, et al. Identification of a novel coronavirus in patients with severe acute respiratory syndrome. *N Engl J Med*. 2003;348. doi:10.1056/NEJMoa030747

124. Zaki AM, Van Boheemen S, Bestebroer TM, Osterhaus ADME, Fouchier RAM. Isolation of a novel coronavirus from a man with pneumonia in Saudi Arabia. *N Engl J Med*. 2012;367.

doi:10.1056/NEJMoa1211721

125. Corman VM, Muth D, Niemeyer D, Drosten C. Hosts and Sources of Endemic Human Coronaviruses. *Adv Virus Res*. 2018;100. doi:10.1016/bs.aivir.2018.01.001

126. Song Z, Xu Y, Bao L, et al. From SARS to MERS, thrusting coronaviruses into the spotlight. *Viruses*. 2019;11(1). doi:10.3390/v11010059

127. Zhou P, Yang X-L, Wang X-G, et al. A pneumonia outbreak associated with a new coronavirus of probable bat origin. *Nature*. 2020;579. doi:10.1038/s41586-020-2012-7

128. Rodriguez-Morales A, Cardona-Ospina J, Gutiérrez-Ocampo E, et al. Clinical, laboratory and imaging features of COVID-19: A systematic review and meta-analysis. *Travel Med Infect Dis*. 2020;In Press.

129. Velavan TP, Meyer CG. The COVID-19 epidemic. *Trop Med Int Heal*. 2020;25(3). doi:10.1111/tmi.13383

130. Lai CC, Shih TP, Ko WC, Tang HJ, Hsueh PR. Severe acute respiratory syndrome coronavirus 2 (SARS-CoV-2) and coronavirus disease-2019 (COVID-19): The epidemic and the challenges. *Int J Antimicrob Agents*. 2020;55(3). doi:10.1016/j.ijantimicag.2020.105924

131. www.who.int/emergencies/diseases/novel-coronavirus-2019; 23.03.2020, 12:34 Uhr.

Abbildungsverzeichnis

Tabellenverzeichnis

Danksagung

Ein solches Projekt lässt sich schwer allein verwirklichen. Daher danke ich allen, die mir während des Entstehungsprozesses mit Rat und Tat zur Seite gestanden haben.

Allen voran möchte ich meinen Testlesern für alle Hinweise, Anmerkungen, Vorschläge und vor allem für die investierte Zeit danken. Ihr habt dieses Buch ein ums andere Mal vor meinem Fachchinesisch gerettet. Ein spezielles Dankeschön möchte ich an dieser Stelle an Andreas, meinen tapfersten Testleser, richten.

Ein großes Dankeschön geht an meine beste Freundin Pia, eine tolle Künstlerin, die sowohl die Abbildungen als auch das Cover dieses Buches erschaffen hat.

Mein Dank gilt außerdem meinem freundlichen Professor, der unwissentlich Teil dieses Buches geworden ist und mir diese Tatsache hoffentlich nachsieht.

Meinen Eltern danke ich dafür, dass sie mich immer unterstützt und mir mein Studium ermöglicht haben, das letztendlich erst zur Entstehung dieses Buches geführt hat.

Der größte Dank gilt meinem Freund Tobias, der mit mir von Anfang an dieses Projekt verfolgt hat und meine endlosen Monologe, Gedanken und Erzählungen bis zum Schluss ertragen hat.

Errata

Ich habe dieses Buch nach bestem Wissen und Gewissen verfasst und mich bemüht, die aktuellsten Quellen und Fakten zu recherchieren und zu verwenden. Sollten sich doch Fehler eingeschlichen haben, die mir erst nach Veröffentlichung auffallen, werden diese auf:

www.wirhabenalleherpes.de

veröffentlicht. Ich bin außerdem für jegliche Hinweise unter:

kontakt@wirhabenalleherpes.de

dankbar und werde diese nach ihrer Prüfung ebenfalls veröffentlichen.

Wie bereits im Text erwähnt, steht die wissenschaftliche Forschung stets im Wandel und entwickelt sich konstant weiter. Dieses Buch gibt somit nur den aktuellen Stand der Forschung zum Zeitpunkt seiner Entstehung wieder.

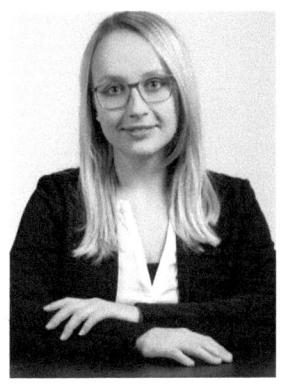

Dr. rer. nat. Sina Lippold wurde 1993 in Aalen geboren und lebt derzeit in Heidenheim an der Brenz. Ihr Biochemie-Studium absolvierte sie an den Universitäten Bayreuth und Ulm. Während ihrer Promotion an der Universität Ulm, die sie 2019 abschloss, forschte sie an Herpesviren. So entstand auch die Idee zu ihrem Erstlingswerk *Wir haben alle Herpes!*.